文芸社セレクション

うつを克服するなら
絶対読んで欲しい本

安井 裕貴

YASUI Hirotaka

文芸社

目次

はじめに

はじめまして。

私は双極症というメンタル疾患を持つ看護師です。この病気は、昔で言うところの「躁（そう）うつ病」です。現在は、「双極性障害」という名称ですが、「双極症」という名前に変更されることが決まっているので、本書の中での名称は「双極症」とします。

少し私の自己紹介をしようと思います。私は看護師になる以前、会社員をしていました。土木製品の営業職をしていたのですが、働き始めてしばらくしてから、私は人の役に立っているのだろうかと疑問を感じ始めました。私が一生かけてするべき仕事なのだろうかと思ったのです。売上などお金の事ばかりを気にしないといけないとか、上司やお客さんに心にもない事を言わなければならないなど、自分に嘘をつきながら仕事をしなければならないのが、つらいなと感じました。人としても未熟で、仕事も忙しかったですが、転勤が多かったのもすごくストレスになりました。

双極症の人は環境の変化に弱いと言われます。それが刺激となり調子を崩してしまうことがあるのです。当時の私はメンタルクリニックにも通っておらず双極症の診断もありませんでしたが、今思えば転勤のつきまとうような仕事が本来自分には合っていなかったのです。世の中の役に立っていると私自身が心から感じることができて、私らしく働くためには、本当はもっと別のことをしなければならないのではと考えるようになっていきました。

色々考えた結果、身内に医療介護職が多かったため、看護師になれば人の役に立てるのではないかと思い、看護師になる決意をしました。私は幼い頃から人の役に立ちたいという思いがすごく強かったと感じます。小学生の頃の記憶でも、困っている人がいたら声をかけに行ったりするタイプでした。自分だけが良ければいいとは思えなかった。子どもの頃、両親に対して、

「自分の子だけ良ければそれでいいのか？」

と反発した記憶があります（笑）。今でも考え方はあまり変わっていません。人の想いを察することが昔から得意で、感受性が高く、ものすごく繊細でした。そして、

自分よりも他者を大切にする生き方をしてきたと思います。人を大切にするのは良いことなのですが、それがあまりにも過剰だと生きにくさに繋がってしまいます。もう少し自分勝手に生きられて、鈍感だったらもっと楽に生きることができただろうなと思ったこともあります。

双極症と言っても、人により症状は違い、私が苦しんだのは主にうつ症状でした。うつをどうコントロールすれば良いのか、なかなか分かりませんでした。

身近なところに双極症の人はいなかったので相談できる人がいませんでした。同じような境遇の人に自分の想いを話したいと思い、当事者会のようなものがないか探したのですが、広島には当事者会がありませんでした。調べてみると、双極症の当事者団体であるＮＰＯ法人ノーチラス会があるのを知りました。全国に支部があるのですが、私の住む中国地方には支部がありませんでした。どうしたらいいか悩んだ末、自ら広島で支部を立ち上げたいと思い、本部に連絡をし許可を得て、広島支部を立ち上げました。

そこで私以外にも同じようにつらい想いをしている人がいることを知り、徐々に病気を受け入れることができるようになっていきました。時間はかかりましたが、今の私は双極症をある程度コントロールすることができるようになりました。

当事者会の運営を始め色んな事を感じ始めた私は、自分の想いを文章にして残したいと思うようになりました。私のように苦しんだ人間がいたというのを知ってもらいたい。また私の経験が必ず誰かの役に立つだろうと思ったからです。病気と付き合うための具体的な方法や考え方をまとめました。医師など専門家の書く本では分からないような細かな内容や当事者でないと分からない感覚のようなものを書いたつもりです。

一個人の体験ではありますが、双極症で苦しむ人やそのご家族など周りの人の参考になれば良いなと思い、この本を出版することにしました。双極症をどう克服するかについて書いていますが、双極症の方だけでなく、うつ病など他のメンタル疾患の人にも必ず役に立つ本だと思います。そのような人々にもぜひ読んで頂きたいと思っています。

第1章　病気で苦しんできた過去

○双極症とは？

健康な人は気分が高まっても、問題行動を起こす程のハイテンションにはならないと思いますし、気分が落ち込んでも少し時間が経てば気分は元通りに戻りますよね。気分のムラは健康な人でもあるのですが、双極症は気分がハイになり過ぎたり、落ち込み過ぎたりするという特徴があります。躁状態（ハイテンションな状態）とうつ状態を交互に繰り返してしまいます。

この病気はⅠ型とⅡ型に分けられています。Ⅰ型は特に躁状態が激しいのが特徴です。Ⅰ型の人が躁状態になった時について、「スーパーマリオのスター状態になった気分」と表現されることもあります。Ⅱ型はⅠ型に比べ激しい躁はあまりないのですが、軽躁と呼ばれる元気な状態が続いてしまい、それでエネルギーを使い果たしてうつ状態に落ちるという傾向があります。

私はⅡ型です。無理をし過ぎると、その反動でうつ状態となるので、しっかりと体調管理をしなければなりません。同じ病気の診断でも特徴は人それぞれだと思います。私の場合は、問題行動を起こす程の躁はありませんが、軽躁の時に仕事を頑張り過ぎてしまい、うつ状態に落ちるという感じ。躁の時よりうつ状態の期間の方が長く、うつ状態を改善するための薬を多めに内服しています。

うつ状態になると、頭が重たくなり、ひどい頭痛や吐き気がします。そうなると、頭がまわらなくなって、人とまともに話もできなくなり、体にも力が入らなくなって仕事どころではなくなってしまいます。以前の私は仕事熱心で、情熱を持って仕事に臨むタイプの人間だったため、やり過ぎてエネルギー切れとなり、休職、転職を繰り返すというパターンでした。

医師からは、一生治療を継続した方が良いと言われました。治療を継続することで、気分をコントロールしていく必要があるとのこと。ですが、これは本当につらかった。まさか自分がこんなに若くしてこんな病気になってしまうなんて。自分がそんな状況になるなんて信じられなかった。

最初に思ったのが、家族を守ることができるのだろうかということでした。なかなか受け入れることができず、もがき苦しみました。そして、時間はかかりましたが、病気にはもがいても勝てない、病気を受け入れて前に進んでいくしかないと思うようになったのです。体調管理をしっかりすること、そして時には休んだり、無理をしないようにコントロールしながら仕事を続けることで、家族を守ることもできると主治医から言われました。

しかし、現実は甘いものではありませんでした。この双極症で私は長く苦しむことになったのです。

○暗い海で溺れていた頃の話

先日気になるネット記事を見つけました。それは、高校時代に落下事故により脳に障害を持ってしまった50代男性の話でした。その方は、記憶障害、そして、一つのことに集中できない注意障害という障害を持ちながら、会社員として働いてこられました。そのため、仕事でミスが続いたり人間関係がうまく築けなかったそうですが、障害のことについて誰にも話さなかったそうです。「暗い海を溺れないようにもがいている人生」と表現され、孤独だったそうです。5年前に父親が亡くなり、「心の支えがなくなり、頑張れなくなった」と、ついに上司に告白されたのです。受傷して約30年経ち、初めて第三者に伝えたということでした。上司の方の協力もあり、今では同僚に会うのを楽しみに出社されるそうです。

私も双極症を抱えています。完治することはないので、うまく病気と付き合うために一生治療が必要だと医師から言われています。私は病気のことをずっと軽く考えていましたが、やはり無理をするとうつ状態となり休職、そして転職するということを何度も繰り返しました。しかし、職場の人には病気があり薬を飲んでいることは言う必要がないと思っていたし、そんなことを言うと変な目で見られるのではないかと考えていました。そのため、病気の事は伏せて他の職員と同じように働いていました。私は根が真面目であり一生懸命働くので、上司もどんどん仕事を振ってきました。そして期待に応えなければと無理をして、ダウンすることを繰り返したのです。

病気を受け入れて生きていくしかないと思うようになり、新たな職場を探しました。双極症をコントロールするには生活リズムを整えることが大切なため、夜勤をあきらめ、日勤だけで働ける職場に病気のことを言わず就職しました。就職活動の時に面接ですべてを話そうか迷いましたが、それが怖くてなかなかできなかった。職場の方も良くしてくれて上司も話しやすくて良い人でした。入職して数ヶ月経ったとき、双極症を隠して働いていることを後ろめたく思っていた私は、今の上司なら伝えても大丈夫だと感じるようになりました。そうすれば自分も隠し事がなくなるので楽になるだろうと思い、自分の病気について初めて第三者である上司に話しました。しかし、私が思っていたものとは全く違った返事だったのです。

「一身上の都合にして、退職して下さい」

その職場は精神科の訪問看護でした。

「ちょっと待ってくれ。確かに双極症のことを隠していたのは悪かったけれど、クビはないだろう。もう病気の受け入れもできているし、どうコントロールすれば良いかも分かっている。病気だからダメと決めつけるのではなく、私という人間を見てくれ。精神科なのに、双極症だという理由でクビにするなんてどういうこと？　精神科で働く人がメンタル疾患を持つ人に対して偏見を持っていてどうするの」

と私はとてもショックを受け、なかなか立ち直ることができませんでした。

しかし、前に進むためには「双極症を持って働くことは自分が思う以上に大変なことなんだぞ」と教えられたと捉えようと思い、少しずつ前を向けるようになりました。私も暗い海を溺れないようにずっともがいてきたつもりでしたが、結果として何度も溺れました。しかし、まだ死んではいません。自分のため、家族のために生きなければならない。

次に就職した職場の面接で門前払いになることを覚悟で病気のことを伝えると、

「あなたの人柄は分かった。うちに来なさい」

とすぐに返事をして頂きました。涙が出るほど嬉しかったのを覚えています。少し配慮はしてもらい、正社員として働くことができるようになりました。私も同僚に会うのを楽しみに出社できるようになったのです。

○病気持ちの一家の大黒柱

突然、病気を抱えてしまうことになった一家の大黒柱である私。家族をどう支えていったらいいか。金銭的な問題。家族の精神的な支えになってやれるかどうか。病気の状態が悪くて家族に負担をかけることがあったとしても、家族を支える存在でなければならない。子どもの学校関係での父親の役目を果たせるか。病気の内容により状況は違ってくるかもしれませんが、上記の内容はどんな病気であっても一家の大黒柱なら考えることだと思います。私もすごく悩んだことでしたし、ものすごくプレッシャーを感じていました。

私は家族のためにどう生きていけばいいのでしょうか。私はまだ若く、人間的に未熟な部分が多くあります。家庭がうまくいかない時、それを病気のせいばかりにはできません。やはり、人間の根本的な部分が大きく影響すると思うのです。妻とケンカをたくさんしました。子どもにも迷惑をかけたと思います。しかし、どうすれば家族を守れるのかをずっと考えてきました。絶対に家族を守るんだと。

病気持ちの一家の大黒柱ができること。それは、病気を持つ自分自身と向き合うことは絶対条件ですが、それと同じくらい、いやそれ以上に、家族と向き合うことが大切だと思います。自分がどんな状態だろうと、家族がいるから自分がいる。そして、家族のためには自分が必要なんだという強い気持ちを持ち続けることが大切だと思うのです。

妻も仕事をしており、非常に忙しく大変な日々を送っています。子ども達は本当はもっと母親と一緒に過ごしたいと感じていると思いますし、妻もそう思っているでしょう。私がどう妻を支えるか。どう子ども達を支えるのか。家族を幸せにしようと思う気持ちを持ち続けなければなりません。それは病気があろうがなかろうが関係ない。どんな状態になっても、自分なりの方法で、自分にできることを精一杯することで家族を守っていくしかないのです。

○自分の「死」がとても身近なものに

今となってはあまり思い出したくないのですが、病気に振り回されていた頃は、時々自分自身の「死」について考えることがありました。社会から取り残されたような孤独感や一家の主として仕事をすることができない情けなさなどを感じ、つらくて仕方ないと「死」が頭をよぎることがあったのです。苦しくても、「死」についてひとりで考えるだけなら、周りの人にあまり心配をかけなかったのでしょうが、私はそれを妻や両親に話してしまうことがありました。

「こんな情けない人生を送るのなら死んだ方がマシだ」

「生まれてこなければよかった」

今考えると、私はどれだけ周りの人に迷惑をかけただろうかと、本当に申し訳ない気持ちになります。私は看護師であり、他の人に比べれば「死」というものに慣れてしまっていると思いますが、自分の「死」をこれだけ意識するようになるとは思いませんでした。ただ、私は死ぬ勇気もなかったですし、家族もいますので家族をおいて「死」を選ぶことなどできなかったのです。今までの私は、バリバリ仕事のできるナースマンでいなければならないとか、病気の自分を絶対に他者へ知らせてはならず、健康な自分を演じないといけないという変なプライドが邪魔をして、自分が本当はどう生きたいのかを考えずに他者の目ばかりを意識して生きていたように思います。

自身の「死」を身近に感じる程どん底まで落ちていた私は、変なプライドなど持っていてはもう生きられないと徐々に思うようになり、何も失うものはないと思えるようになっていきました。家族のため、そして自分のために病気の自分を受け入れ、どう生きたら家族を守れるのか、本当はどう生きたいのかを考えるようになりました。両親は、「もっと肩の力を抜いて、楽に生きたらいいんだ」とアドバイスをするのですが、それができなかったからここまで苦しんだのだと感じました。

確かに肩の力を抜くことは大切だと思うけれど、病気を持つ私が楽に生きることなどできない。病気を受け入れて病気と上手く付き合い、新しい生き方を模索しなければならないと思うようになったのです。そのためには徹底的に健康管理し、自分を見つめ直し、生ぬるい環境に留まるのではなく、他者に誘導されるのでもなく、自分の生きる道を自分で決めなければならないと思いました。

以前の私は、私自身の「死」をとてもネガティブに感じていましたが、今の私は「死」をポジティブなものに捉えることができるようになりました。いつ死んでもいいくらい精一杯生きたいと思えるようになりました。私は色んな意味で「死」を意識するようになった反面、自身の「生」を強く意識するようになったと今では感じています。

○「過去の私」VS「今を生きようとする私」

過去の私は、はっきり言って自信がありませんでした。なぜそんなに自分に自信を持てなかったのか。学校の成績がそこまで悪かった訳ではないし、運動ができなかった訳でもありません。しかし、自分の中の核というか信念がないというか、とにかく未来に希望が持てませんでした。なぜ自分がこの人生を生きなければならないのか、人生にどんな意味があるのか、自分はどう生きたいのかが分かりませんでした。一生懸命考えたのですが答えが出なかったのです。自信がなくどんな人生を歩みたいのかも分からなかった私は他者に流されて、ただ さまよいながら時間を消費していただけだったように思います。

過去の私を生きていた頃には、双極症はおそらく発症していたと今となっては感じるので、病気の影響も重なり自分の人生を有意義に生きることができなかったのかもしれません。「過去の私」だった期間は、10代後半から30代後半まで続く長いものであり、自分自身の人生を生きていたという実感はあまりありません。30歳頃から「今を生きようとする私」が時々現れるようになりました。「今を生きようとする私」は新しい環境に馴染もうとするのですが、心の中ではなぜか自分の居場所が本当はここではないと感じてしまい、結局新しい環境に馴染むことができませんでした。また何かにチャレンジしようとしても、心の中ではどうせ失敗するだろうとなぜか感じてしまい、結局失敗を続けてしまうのでした。「過去の私」が自分の核の部分にしっかりと根付いてしまっており、とにかく「過去の私」が「今を生きようとする私」の足を引っ張りました。

しかし30代後半になり、このままではダメだ思うようになりました。どうせ輝かしい人生を歩んできた訳ではないし、残りの人生を徹底的に自分らしく生きてやろうと思うようになったのです。私ひとりの人生の事だけを考えたらもう失うものはない。でも家族だけは守らなければと思うようになりました。そして、何よりも私の抱える双極症を絶対に克服し、私と同じように苦しむ人達に勇気を与えたいと、思考が変わっていきました。

死ぬ気でやったら何でもできるという考え方を私は否定します。それは私が必死にやってきて何度も倒れたから。そうではなく、自分は何ができるのか、何がしたいのか、自分の適性はどうかを考え抜き、自分がしたい事とできる事なら何でもできると考えるようにして実行するようになりました。その考え方で生きてきたこの数年で、自分の人生が良い方向へ変わってきたように感じます。「今を生きようとする私」が自分の核に根付いてきました。「今を生きようとする私」は「過去の私」とようやく決別できたように感じています。

○自分や人を責めたくなる気持ち

仕事がなかなか落ち着かず、休職・転職を繰り返し、家族にも迷惑をかけていると感じて途方に暮れていた時に、よくこんな事を感じていました。それは、「なぜ自分がこんな地獄を味わわなければならないのか？」ということ。他の人は普通に生きているのに、なぜ自分は真面目にやっても普通に生きることができないのか。なかなか冷静には考えることができませんでした。自分を責めました。過去を振り返り、あの時あんな事がなければとか、あの時あの選択をしなければもっと楽に生きることができて病気にならなかったかもしれない。過去の自分を悔いるのです。そして、今の自分を心から情けなく、みじめに感じるのです。自分はダメな人間だ、生きてる意味はない、家族もこんな父親じゃなかったらと思っているのではないかなど、とにかく自分を痛めつけようとしていました。本当につらかった。

そして自分がこうなったのは、人のせいでもあるとも思いました。怒りです。家族に対して、親に対して、職場に対して、社会に対して、自分が病気になったのは他者のせいだと感じるのです。人と関わりたくないと他者との関係に距離をとるようにもなりました。私も情けない自分を見せたくないし、他者もこんな自分と関わりたくはないだろう。それならこっちから離れようと。本当に寂しく、悲しい人生ですよね。冷静に考えれば、原因はそんな事ではないと思えるはずなのですが、感情的になっていた私はそれを理解することができず、自分を責め、人を責めました。

私がもし独身だったとしたら、ずっと自分と人を責め続ける人生を歩んでいたかもしれません。明るい未来を夢見て生きることをあきらめただろうと思います。しかし、私には家族がいた。私一人がみじめな人生を歩むだけなら、それでもいいとあきらめがついたかもしれなかったのですが、家族にはみじめな想いはさせたくないという気持ちが強くありました。数年かかりましたが、自分は変わらないといけないと少しずつ思うようになってきました。当時の私は家族に対しても素直な気持ちを話すことが

できなかったのですが、勇気を出して妻に、

「つらい今の状況、頑張ろうと思うのだけれどどうしようもない状況、でも何とかしようと思っている」

ということを涙ながらに語ったのです。双極症やうつ病などのメンタル疾患になる原因ははっきりとは分かっていません。遺伝的な要素もあるそうですが、元々の気質、人間関係でのストレスや無理な生活をし続けたことなど様々な要因があるのです。だから病気になった原因を探ったところで、原因は一つだけではないでしょうし、結局はっきりとは分からないのです。

主治医に言われて印象に残っており、確かにそうだと思った言葉があります。

「あなたが病気になった原因を研究したとして、それが何十年もかかって分かったって何の意味もないよ。問題なのは、今、これからをどう生きるか、でしょ?」

看護師になり障害には受容過程があることを学びました。キューブラー・ロス、フィンク、ションツ、コーンなどがそれぞれの障害受容過程を提唱していますが、私が一番近いと感じたのは、ションツが提唱した障害受容過程です。ションツの障害受容過程とは――。

①最初の衝撃
「私にそんなこと。病気な訳ないじゃん」ショック・不安から混乱する時期
②現実認知
「これは現実に私に起こっていることなんだ」と現実を頭で認識する段階
③防衛的退行
　現実逃避や怒りなどで自分の身を守ろうとする段階
④承認
　生じた現実を避けることができないと分かり、現実に再度直面する段階
⑤適応
「自分らしく生きよう」と自分自身を再構築する段階

　これらの過程は、基本的には順番に進んでいきますが、前の段階に戻ってしまったり、最後の適応の段階まで進めなかったりする場合もあります。病気になった原因を考えたり、自分や人を責めたり、つらかった過去を嘆いていたい気持ちはよく分かります。しかし、現実に私は双極症という病気なのです。一生付き合わなければならない現実を受け入れるしかないのです。そして病気を受け入れて、私が幸せに生きるためにはどう生きればいいかをポジティブに考えながら、前に進んでいくしかないと

思っています。ションツの障害受容過程において、私は⑤適応段階にきていると感じています。

○第1章まとめ

1. 病気があったとしても、自分なりの対処法やどうすれば働くことができるのかを誠実に伝えることができれば、採用してくれる職場もある。
2. 病気を持ちながら家族を守るためには、家族のために自分が必要なんだという強い気持ちを持って、自分にできることを精一杯していくこと。
3. 徹底的に健康管理し、自分の生きる道を自分で決めていくことが大切。
4. 自分がしたい事とできる事なら何でもできると考えよう。

第２章　病気を知ることの大切さ

○みんな病気になる可能性がある

２大精神病には、双極症、統合失調症が挙げられます。いずれも１００人に１人が発症すると言われています。しかし、グレーゾーンの方もおられますし、まだ診断がついていない方もおられるので、実際にはもっと多いと思います。ちなみに、うつ病を一生のうちに発症する生涯有病率は３～７％だそうです。

自分自身が現在健康で、健康でいることが当たり前と思いながら生活している方は多くおられると思います。私もそうでした。しかし、前兆がある場合もありますが、病気は突然襲ってくるのです。それは、メンタル疾患だけでなく、ガン、脳血管疾患、心筋梗塞など病気全般で言えることだと思います。

突然、あなたが病気になった時、どう感じるか。まず健康な自分が病気になったことにショックを受けるでしょう。そして、その病気に関する知識がなければ、どうしていいか分からずパニックになると思います。私の病気は分かりにくい病気で全く知識もなかったので、どうしていいのか分かりませんでした。病気のことを教えてくれるのは、主治医の先生だけ。病気の事を話せる人もおらず、私は誰にも相談できませんでした。

病気になると、生活の様々なところに影響が出てきます。仕事を継続できるかどうかということ。続けられなくなれば金銭的な問題が出てきます。続けることが出来ても、夜勤を止めた方がいいなど制限される場合もあるため、収入が減ってしまいます。また家族にどう説明すればいいか。自分でも病気への理解が不十分な状態であれば、家族への説明も難しくなってしまい、理解してもらえない状況が続く場合もあります。

私が何をお伝えしたいかと言うと、病気は誰でもなる可能性があるということ。交通事故で障害を負うのと同じ。病気を予防するために健康への意識を高めておかなければならないこと。また、いざ病気になった時に、混乱しパニックになり受け止めに時間がかかってしまわないよう、日頃から様々な病気の知識を少しでもいいからつけておくことが大切だということです。

メジャーな病気はテレビなどでもよく取り上げられているので多少はみなさん知識がありますが、問題なのはマイナーな病気。やはり精神疾患は、なんとなく目をそらしたくなるでしょう。いかんせん分かりにくい。精神疾患も突然やってくるのです。

代表的なのはうつ病。働き過ぎたサラリーマンがイメージで浮かんできます。また、統合失調症は幻覚、幻聴、妄想などなんとなく精神病院に入院している方をイメージします。統合失調症の方でも服薬、通院をしながら普通に働いている方も多くおられます。しかし、統合失調症の症状は分かりやすい。あの人は今幻覚が見えているな、というのはその人の話を聞いていればなんとなく分かります。

2022年4月から、高校の保健体育の授業で精神疾患の知識の学習が始まりました。私は素晴らしいことだと思っています。ある程度病気を予防することができるでしょうし、病気になった時にどう対処すればいいか戸惑うことが減るのではないかと思います。また、身近な人が病気になった時にどう接したらいいかが分かるようにもなるのではないでしょうか。

あなたが突然、「双極症です」と医師に言われたら。あなたならどうしますか?

○私のうつ症状について

私のうつ症状が悪化していく過程についてお話しします。まずは、心の中で苦手意識を持っている人との関係をすごく意識するようになること。心にエネルギーがある時は、苦手意識を持っている人との関係もバランスがとれたり、割り切った関係を保つことができるのですが、うつ状態になり心のエネルギーが減少してくると苦手意識を持っている人に対し、より強い苦手意識を抱くようになります。そして苦手意識を隠すことができなくなり、その人を避けるようになっていきます。それが、私のうつの初期状態です。何度もうつになりましたが、これは共通した私にとっての初期症状です。しかし、この段階の私は疲れているからとは思えず、「自分の考え方がおかしいのかな」とか「自分の性格が悪くなったのかな」などと考えて、うつの初期症状などとは考えていませんでした。

次第に症状が悪化していくと、他者と話をするのが億劫になっていきます。作り笑顔が多くなり、ひとりでいたいと思うことが多くなります。人との関係を楽しめなくなるような状態です。次は、体が重たくなる感覚がします。元気な時は、体の反応が良いというか、スムーズに体は動くのですが、うつ症状が進むと脳で体に動けと命令して動かしているような状態になります。脳から信号を送って、その信号が体に伝わってから動かしているような感覚。そのため元気な時に比べて、ワンテンポもツーテンポも反応が遅れます。そして、頭がボーッとしたような状態になって、頭の中で考えがまとまらなくなったり、普段なら簡単に処理できることに時間がかかったり、自分の考えに自信が持てなくなります。人の話を聞いているのに頭の中に入ってきにくなるのです。元気な時は脳の全体が動いているのに比べ、うつ症状が進んでくると脳の動いている部分がだんだん減ってくる感覚がします。

さらに症状が進むと脳が重くなり、頭痛がします。脳の中に硬い石でも入っているような感覚でズキズキ痛むのです。そうなってくると軽い吐き気もしてきます。ロキソニンなどの鎮痛薬を常用するようになるのですが、その頭痛はなかなか取れません。

さらに悪化すると、脳内の血管が切れるような痛みを感じるようになります。こうなると立っているだけで精一杯。手先にも力が入らず、仕事などできる状態ではなくなり、もうお手上げということになります。そして長期の病休に入り、私の場合はそのまま転職の選択を繰り返したのでした。

○メンタル不調の時になぜ悩むのか

病棟で交替制勤務をしていた時、よく小さな事に悩むことがありました。例えば、同僚のちょっとした言動など。普段ならスルーできそうな内容なのに、なぜかずっしりと受け止めてしまって頭から離れない。そうした事が積み重なっていき、ますます悩むようになっていきました。次第に、同僚と話すのが嫌になっていきました。

「なぜそんな風に感じてしまうのだろう」「僕の性格が悪くなってきたのだろうか」

などと色々考えたのですが解決できません。そのまま体調を崩していくことが多かったように感じています。しかし、今思うのは、性格が悪くなった訳ではないということ。不規則な勤務などによる疲れが気づかぬうちに溜まっていたり、心的なエネルギーが減っていることにより、メンタルに不調が出ているだけ。具体的には、物事を冷静に判断する能力が落ちていることや、感情のコントロールが難しくなり自制が効かなくなっているのだと思います。だから悩んでも仕方ないことなのです。

メンタル不調の時に悩んであれこれ考えても、深みにはまっていくだけです。解決するには、メンタル不調の原因を取り除いていくこと、メンタル不調になったとしても早くそこから脱することを考えるしかありません。自分に無理が少なく、ストレスがかからないような働き方をすること。例えば、可能なら夜勤は止めて日勤だけの生活リズムが整う勤務にすること。自分に合った仕事内容への変更を希望してみること。また、職場の人との関係は割り切ったものにすること。何事も60点くらいで合格だと思えるようにすることなど。

とにかくメンタル不調の時に悩んで自分を責めたりするのはまったく意味がないのです。正常に物事が判断できなくなっていて、感情のコントロールが難しくなっているだけ。そんな時は自分の性格のせいと捉えるのではなく、メンタルを安定させるために具体的な対策をとること、そしてしっかり休むことの方が大切だと感じています。

○うつ状態は脳の骨折

うつになることは、とても分かりにくいことです。目に見えないので他者にも分かりにくいですが、自分でも気づきにくいのです。腕や足を骨折すれば三角巾やギプスをしたりすることが多いと思いますが、目に見えて怪我をしているのが分かるので自分でも無理をしないでしょうし、他者も無理をさせないなど配慮してくれます。うつ状態も分かりやすく言えば、脳が骨折している状態です。気持ちの問題とか、心が弱いというものではありません。脳の機能的なトラブルであると言えるのです。

うつになると、医師から「しばらく休んだ方がいい」と説明を受け、抗うつ薬を処方されます。しかし自分自身もうつがどんなものなのか分からないし、何に気をつければいいか分からない。確かに頭も体も動きが悪い状態だけど突然休めって言われてもやるべき事はたくさんある。家族や職場の人になんて説明すればいいのかなど、戸惑うことはたくさんあります。うつになった本人もよく分からないので、当然周りの人も混乱します。

しかし、うつは脳の骨折なので医師から休めと言われたら休むしかないのです。腕や足の骨折も無理をすると治りが悪くなります。ギプスの固定をしていても、無理をすれば治りが悪くなるばかりでなく、骨が元のように戻らない状態で固定してしまいます。うつも同じ。休まなければ治らない。とにかく休むこと。何かしたくなる気持ちになるのですが、できるだけボーッと過ごすこと。そして、医師から処方された薬を正しく内服することが大切。無理を続ければ脳が元の状態まで戻らない可能性があるのです。とにかく、うつにならないように気をつけなければならないのですが、なってしまったら、できるだけ早く治すことを考えた方が良いのです。

○精神科は敷居が高いのか？

私が精神科に通い始めたのは、十数年前だったと思います。元気がなく過ごしている私を心配して母親が近くのメンタルクリニックに行ってはどうかと声をかけてくれたような記憶があります。当時の私は自分がうつ状態にあることが分かりませんでした。人と話をすることを避けるようになっていたし、何もする気が起きずにとてもマイナス思考でした。母親が精神科の話を私にしたとき、「えっ、なんで俺が精神科？」とびっくりしたのを覚えています。

母親と祖母は精神科病院で働いており、時々病院まで迎えに行ったりしたこともあったので、入院している患者さんの姿を見る機会もあり、精神科はなんとなく身近な存在と感じていました。しかし、まさか自分が精神科に通うことになるとは夢にも思っていなかったので、いざ自分が精神科にかかるとなると身近にあった精神科がとても敷居が高いというか、怖いというか、他の人には隠さないといけないし、今まで強がっていた自分が崩れていくような気がするなど、踏み入れてはならない場所に足を踏み入れてしまうような感覚でした。私自身が身近な存在と感じていながらも、精神科に対して偏見を持っていたのだと思います。

私が母親に連れて行かれたメンタルクリニックは、外観がとても美しく、本当に心が落ち着くような雰囲気の建物でした。初めての診察で、先生とどんな話をしたのかは覚えていませんが、抗うつ薬を処方されました。私の場合は抗うつ薬の副作用で、息がしにくくなるという症状が現れたり、逆にとてもハイテンションになるなど、その抗うつ薬は合っていませんでした。病識もなかったですし、生活上何に気をつければいいのかも分かりませんでした。結局、私の場合はただのうつではなく、双極症だということが分かったため治療方針は変わっていきました。

いずれにしてもメンタル疾患になる人の特徴は、頑張り屋で真面目な性格であることが多く、人一倍気配りもするし、何事も一生懸命やってしまう傾向があります。そのため、ストレスを溜め込んだり、疲労がピークになった時、メンタル疾患を発症することもあるそうです。メンタル疾患になる人は心が弱いのではありません。原因がはっきりしないことも多いそうですが、単に頑張り過ぎが原因でダウンする場合も多いのです。

そして心というより、脳の機能に不具合が起きているということ。体のその他の部分、例えば咳をし過ぎて肺に炎症が起き肺炎になるとか、運動のし過ぎで疲労骨折になるとかと同じようなものだと思います。頑張り過ぎてうつになり、近所の精神科で抗うつ薬をもらうことは、風邪を引いたら近所の内科を受診して風邪薬を処方してもらったりするのと同じようなもので、精神科は決して敷居の高い所ではないのです。

○うつになるのは恥ずかしいことではない

私は双極症Ⅱ型の診断を受けており、躁状態よりもうつ状態で長く苦しみました。うつになってしまうと、なぜ今までできていたことができなくなってしまうんだろう、うつになるなんてとても恥ずかしいし情けない、うつになった自分はもう終わりだなど色々とネガティブな事を考えてしまいがちです。前述したように、私はうつ状態を繰り返し、休職、転職を繰り返しました。うつ状態になり休職しても家には家族がおり、早く働かなければという焦りが強くあったため、半年や一年など休んでいる訳にはいかないという気持ちがありました。

本来しっかりと治療しリハビリ期間を経て社会復帰するのが理想なのかもしれませんが、焦りや不安、自分への苛立ちなど様々な感情が強くあり、私はそれができなかったのです。「早く仕事をして下さい」というようなことは妻から言われたことはありませんが、妻は仕事に行ったり子どもは学校に行ったりして、日中私ひとりきりになるのがつらくて仕方ありませんでした。

転職活動をする際には、履歴書へ書かなければならない経歴がたくさんあったため、こんなに転職を繰り返す人物は根性がないとか、飽きっぽい性格なのだろうと思われるのではないかと不安でした。本当の私は根性がない訳ではないし飽きっぽい性格でもない。ただ、履歴書だけを見るとそう思われても仕方のない状態でした。イメージする自分と現実に自分が置かれた現状のギャップが激しすぎて、心臓をえぐられるようにつらかったのです。

今振り返ると、私がうつを繰り返したのは気分の波が激しくなるという病気の特徴もあるのですが、元々の真面目で頑張り過ぎてしまう性格や、人のために自分が尽くさねばという想いが強過ぎるために、エネルギーを消耗してうつになってしまっていたように感じます。要はエネルギーの使い方が間違っていたのではないかと思うのです。また自分自身の事よりも、家族や社会のためを優先し過ぎてしまったことも原因なのかもしれないと思っています。今後うつにならないためには、エネルギーの使い方や自分を大切にする生き方、考え方の修正は当然必要なことです。

今となっては、うつになったことを恥ずかしいとは思っていません。うつになったかもしれないけれど一生懸命生きてきたから。エネルギーの使い方など色々と修正すべき点はあるかもしれないですが、少しでも成長したいという想いや世の中のために頑張りたいという想いは間違っていなかったと思うから。うつになるまで頑張った自分を「よくやった」と褒めてやりたいとさえ思っています。

現在、看護師として働いていると、今まで苦しみながら一生懸命頑張ってきたことが、血となり肉となっているのを感じます。本当に今までやってきたことで、何一つ無駄なことはなかったと思っています。うつになる理由は人それぞれ違うのかもしれませんが、私自身の体験から言えるのは、うつになるのは決して恥ずかしいことではなく、ただ頑張り過ぎただけのこと。ただそれだけのことだと捉えています。

○軽躁の見極めは本当に難しい

双極症をコントロールするためには適切に軽躁を見極めることが重要です。軽躁とは、強い躁状態まではいかないけれど、ハイテンションで元気な状態のことです。そもそもなぜ軽躁を見極める必要があるのかを説明します。

双極症Ⅰ型の躁状態に比べ、Ⅱ型の軽躁状態は、例えばギャンブルに全財産をつぎ込んだり、支払えないような多額の借金をするなどの問題行動はありません。軽躁状態では、とても頭が冴えて仕事がバリバリできる感じがして絶好調だと思ってしまいやすいです。周囲の人も「今あいつ元気良いな」くらいにしか感じません。しかし軽躁が続くと、気づかないうちにとてつもなくエネルギーを消耗してしまいます。気づいた時にはエネルギー切れとなりうつ状態となってしまうのです。

また軽躁の時には冷静な時に比べ、言動も制御しにくくなっているため、人間関係の崩壊や社会的な信用の低下などに繋がる危険もあります。そのために軽躁をしっかりと見極め、できるだけ躁とうつの波を抑えていかなければなりません。軽躁を見極めるためには、病気を受け入れ、そして病識をつけ、自分の軽躁時の言動の傾向を知り、睡眠状況や生活リズムの細かな変化を敏感に察知できなくてはならないと感じています。

自分が双極症であると受け入れることは、とても抵抗があると思います。私もそうでした。しかし、まずは病気を受け入れることができないと、病気のコントロールができず苦しむ状態が延々と続くことになります。躁とうつの波が激しくなる病気であることや、軽躁を管理することがうつの予防となること、また正しい内服の必要性といった病識を持つことが重要です。

次に自分自身の軽躁時の言動はどうなるのかを把握しておく必要があります。それは、軽躁からうつになってしまった経験をしないと分からないことだと思います。人から説明を受けてもなかなか自分の事として理解することが難しい。自分の失敗から学ばなければ分かりません。私で言えば、些細なことで過剰にイライラして妻との言い争いが起きてしまうことや、休憩なしで仕事に打ち込むこと、車の運転中に追い越し車線を走る頻度が増えるなどが傾向としてあります。

あまり思い出したくない経験ですが、軽躁の時に自分がどんな状態だったかを少し思い出し、自分の軽躁の傾向を把握しておく必要があります。「これは以前の軽躁時の言動と同じだ」と少しでも感じることができれば、そこでストップをかけることができるかもしれません。

最後に、睡眠状態や生活リズムの細かな変化に敏感となることについてです。睡眠状態の乱れや生活リズムの少しの変化から軽躁に移行していく可能性があります。可能な限り、睡眠状態も生活リズムも一定に保つことが病気のコントロールには重要です。私は寝る時間・起きた時間・睡眠の質・寝起きの気分を毎日チェックしています。人間なのでなかなか難しいですが、できるだけ一定にしたいと考えながら生活をしています。生活リズムも同じ。できるだけ毎日同じように生活することを心掛けています。毎日の生活を常に冷静で客観的に観察をして、自分自身のコントロール、病気のコントロールを続けていくことが双極症と上手く付き合っていくコツだと思います。

○第２章まとめ

1. メンタル不調の時に悩んでも意味がない。メンタルを安定させるための具体的な行動をとり、しっかり休むことが大切。
2. うつになったら無理したい気持ちを抑えて、しっかり休んで早く治すこと。
3. 精神科に行くことは、風邪を引いた時に近所の内科を受診するようなもので、特別なことではない。
4. うつになるのは恥ずかしいことではないし、苦しんだ経験は必ず役に立つ。
5. 軽躁管理がうつ予防となる。自分の軽躁の時の傾向をしっかり把握しておくこと。

第3章　治療とその心構え

○思い出したくもない休職期間の思い出

私が休職期間をどのように過ごしていたかをお話しします。私がうつ状態となり休職した期間で2~3ヶ月に及んだ長いものが4回あり、1週間程度休んだことが2回あります。最初の長い休職期間は私にとっては初めての経験だったため、本当に大きなショックを受けました。自分がこんな状況になるなんて夢にも思いませんでした。主治医からは抗うつ薬を処方され、とにかく何もせず休むようにアドバイスされたように記憶しています。

当時の私は仕事の鬼でしたので、みんなが仕事しているのに休むなんてあり得ないと感じ、家にいてもとにかく何かをしていなければ落ち着かない状態でした。回らない頭、重たくなった体を無理やり動かそうと必死になっていました。仕事をしていないし他の人に差をつけられたら嫌だからと、看護や医療の事を少しでも学ぼうと参考書を読もうとしますがほぼ頭に入ってきません。それにも関わらず、看護師として成長しようと頑張ろうとしたのでした。

最初の休職期間は季節の中で最も好きな夏だったので、ボーッとしているにも関わらず外に出て体を鍛えようとランニングしたりしていました。私の状況を知らない人が私の姿を見れば、健康そのものだと感じたことでしょう。妻は日中仕事に行っていますので、少しでも家事をしようと掃除や洗濯、夕飯の準備などを頑張りました。そして、仕事の事をずっと考えていました。復職したら職場の人にどう話せばいいだろうか。復帰せずに退職して新しい職場でもう一度やり直すのならどの病院で働こうかと、求人情報を見たりしていました。

すごく自分自身を責めました。周りの人に迷惑をかけてしまったという罪悪感と、もっと自分に気合いを入れるためにボウズ頭にしたのを覚えています。今考えれば、うつの休職期間に何やってるのと言いたくなるような行動をとっていたのです。とにかく頭を休める暇がないくらい活動してしまっていました。当時の私は主治医から休めと言われても、今まで休むことをしてこなかったため、休む方法が分からなかったのだと思います。休む方法が分からないなんておかしいですよね（笑）。

しかし、うつの休職初心者は、こんなものなんじゃないかなとも思います。だって分からないから。うつになる程仕事を頑張ってきた人というのは、とにかく仕事熱心で業務に真面目に取り組んできた人が多いのだろうと思います。私もそのひとりです。そんな仕事人間が突然仕事のことは忘れて休めと言われても、そんなことできる訳がないとも思うのです。

私も長い休職を4回しているので、少しずつ休職期間はどのように過ごせばいいのかが分かってきました。休職しないに越したことはないですが、休職期間の過ごし方も経験値を積まないと自分のこととして理解するのは難しいと思います。初回のうつの休職期間で再発しないようにしっかりと治療して、社会復帰し二度と再発しないことが大切なのは今では理解できています。再発を繰り返すと、再発リスクが高くなってしまうからです。

私の場合は1回の休職だけで、自分が病気とどのように付き合って生きていけばいいか、今後何に気をつけながら仕事をしていけばいいかが分かりませんでした。数回の長期の休職期間と病気を理解するための学習過程の中で、徐々に自分がうつでの休職期間をどのように過ごせばいいかを理解できるようになったと思います。しかし、うつの休職は初回でしっかり治し二度と再発させないのが重要なのは間違いないこと。本当は、何も考えず何もしないことが理想。とにかくボーッと頭を休める。骨折した時にギプスして骨がくっつくのを待つのと一緒。うつは脳の骨折ですので骨折が治るまで頭を休めて治るのを待つのです。中途半端に治すと、骨が元通りにならずにずれた状態になってしまいます。脳も一緒です。本書を読んだ皆さんが、できるだけうつの休職を一度だけで済ませ二度と再発させないことを願います。とは言え、経験しないと分からないことがあるのも事実なんですよね。

○主治医との関係について

十数年メンタルクリニックに通院している私が、主治医とどのような関係を保つのが良いかを私なりに考えてみました。私が初めてメンタルクリニックに行った時、建物も心が落ち着くようなキレイな造りをしていて美しい音楽も流れており、歯科や内科とは違った独特な雰囲気があると感じました。本来心が落ち着く場所であるはずなのに、私は診察の際にソワソワしてしまい、先生に何をどこまで話せばいいか分かりませんでした。

結局、うつの診断で抗うつ薬を処方され、内服を開始することになりました。私の場合、ただのうつではなく双極症によるうつ状態だったので、抗うつ薬の影響で気分がハイになり過ぎてしまったり、呼吸困難感の症状が出るなどして、薬が少しずつ変わっていきました。

定期的に通院をするのですが、最初の主治医は私の病気のことや処方薬について、あまり私に説明しませんでした。私も主治医が私の事を全て知っているし、理解しておられると思っていたので、とにかく主治医を信じて自分の話を積極的に話すのではなく、主治医の尋ねてこられることに返答するだけという状態でした。自分の病気の治療は100%医者任せであり、それで病気は良くなると思っていました。

最初のメンタルクリニックを約4年通いましたが、最終的な処方内容はリーマスという薬になっていました。リーマスとは炭酸リチウムと呼ばれ、双極症の治療に使われる代表的な気分安定薬です。リーマスは適正な血中濃度が保たれない場合、リチウム中毒になる可能性があるため、定期的に採血をされることがありました。しかし、主治医から私の病名について最後まで詳しく説明されることはなく、私も敢えて聞きませんでした。

地元で看護師として3年勤務した後、県外に転居したのですが、しばらくは地元へ帰った時に通院しようと思っていました。意気揚々と新しい職場の病院に乗り込んだのですが、わずか2ヶ月目で休職することに。そして、家から近いところへ通院した方がいいと前の主治医に言われたのもあり、2カ所目の現在通っているメンタルクリニックに紹介状を持って行きました。そして、現在の主治医から言われた言葉。

「前の先生の診断は正しいと思いますよ。あなたは双極性障害（双極症）Ⅱ型です」

薬を飲み始めてから5年目にして、私は初めて自分の病名を聞いたのです。今思えば、以前の主治医は最低限の事しか聞いてこないし、最低限の事しか説明しないタイプの先生でした。どちらかというと、少し口下手な人だったと思います。現在の主治医は、色々聞けば説明してくれます。ただ、私が変なことを言ったと感じると（私は間違ったことは言ってないと思っているのですが）、グサッと切られるというか、しっかりと否定してこられるように感じます。怒られたように感じることもあり、せっかく頑張って受診したのに損したように感じることもあります。しかし、病気のことや薬について色々と教えてくれるので分かりやすい。また、うつの再発を予防するために何に気をつけなければならないかを、私自身が積極的に学ぶようになったと思います。同じ精神科医でも先生によってタイプが全く違うなと感じました。

ここまで話して結局何を伝えたいかと言うと、精神科医も人間なので物静かな人もいればよく話をする人もいるということ。やんわり言う人もいれば、グサッと言う人もいるということ。また、私を診察し、診断をつけ、薬を処方したとしても、私が自分自身の事をしっかり主治医に伝えない限り、主治医も私という人間を完全に理解することはできないということ。主治医を信頼しなければ治療にはならないと思いますが、大切なのは主治医が私のことを全てお見通しだとは思わないこと。精神科医もひとりの人間。私と精神科医は対等なのです。

精神科を受診するなら、しっかりと自分の事を先生に伝えた方がいい。自分が何を考えているか主治医に十分話したほうがいい。その上で、主治医がしっかりと私を診察することができるのだと思います。受け身の診察ではダメだと思うのです。また、主治医が言うことは全てが正解でもないと思います。処方された薬は決められた通り飲んだ方がいいのは間違いない。しかし、主治医の言うことを全部鵜呑みにするのではなく、アドバイスとして聞き、自分に活かせるかどうか検討するというスタンスの方がいいと思います。

極端な言い方をすると、主治医を神格化するのではなく、人生の先輩という感覚でざっくばらんに伝えたい事を伝え、聞きたい事を聞き、人生の先輩である主治医の話もしっかりと聞くという関係を保つことが大切なのかなと感じています。

○主治医の前で「良い患者」になってしまう私

メンタルクリニックの受診日には、主治医と今日はどんな話をしようか、何を聞かれるのかなど私は色々気になります。そのため、受診日は私にとってとても疲れる1

日となります。精神科に慣れないうちは緊張しましたし、主治医がどんな事を聞いてくるのかと色々考え、疲れることが多かったように思います。

現在のメンタルクリニックは通院を始めてから何年も経ちますが、やはり診察の前は主治医と何の話をしようかと毎回少し緊張します。待合室で待っている時に、先に診察室に入っている人の話す声が聞こえることがあるのですが、人によっては、ここぞとばかりに自分の日頃溜まった想いを先生にぶちまけているような人もおられます。よくそんなに先生に話すことがあるなと感心してしまいます。

精神科通院歴の長い私ですが、今になって感じることがあります。それは主治医の前で、「良い患者」を演じようとしてしまう自分がいるような気がすることです。診察室に呼ばれるまで、何を話そうかと色々考えているのですが、いざ診察室に呼ばれて中に入ると、先生のお決まりのフレーズである「最近どうですか?」に対し、「いつもと変わらず、順調に仕事をすることができています」というような返事をしてしまう私。本当は心の中で色々な事を考えているのですが、主治医の前に座ると自分は大丈夫とアピールをしてしまうのです。そして自分が日頃感じている不安や仕事のストレスなどのネガティブなことはほとんど言わず、にっこり笑って「順調です」と主治医に伝え、いつもと変わらない薬が一ヶ月分処方されるという具合です。

では、なぜ私が「良い患者」を演じてしまうのか？　それは今までに何度も休職・転職を繰り返してきたため、少しでも成長したところを主治医に見せたいという想いと心配をかけたくないという想い、そして変なことを話して薬が増えやしないかという不安があるのだろうと思います。双極症は、ハイテンションな時とうつ状態の時の気分の波が激しくなるという特徴があるため、「今の自分は安定していますよ」というのを主治医に見せたいという私の中の潜在的な意識があるのでしょう。

しかし、最近になって「良い患者」を演じる必要があるのだろうかと思うようになりました。今の自分が感じていることを自然に話す方が楽だし、その方が主治医も私の状態が把握しやすいのではないかと思うのです。自分の心の状態が安定していれば自然で違和感のない言葉が出るでしょうし、心の中が乱れていれば、聞いていて違和感のある言葉になると思います。心を安定させるのが私にとって重要なことなので、それを意識していれば素直に心の状態を話すことができるはずです。無理をして、「大丈夫です」と言っても仕方ないので、大丈夫でない時は「大丈夫じゃないです」と言っていいと思います。

大切なのは主治医の前で「良い患者」を演じることではなく、日頃から精神を安定させる努力を継続し、診察室の中ではその時に自分の感じている事を自然に話すことができれば良いのではないでしょうか。

○精神医療についての疑問

私は今の精神医療について少し疑問を感じています。うつの治療は内服と休養が中心ですが、それだけでは一時的に症状は改善したとしても、再発を防ぐのは難しいということです。治療を継続して良くなったと思っても、再びうつになることを私は繰り返しました。私の場合は双極症Ⅱ型によるうつになりやすい特徴も影響していると は思います。うつを再発する度に、薬の量が増えていきました。本当にこれでいいのだろうか？　このままでは薬漬けにされるだけなのではないだろうか？　私は疑問に感じました。

病気への理解や再発予防の知識については患者任せとなっているように感じます。医師は患者に診断をつけ薬を処方してくれます。診察時の数分は自分の話を聞いてくれます。しかし、主治医は私の人生の責任はとってくれません。主治医を信じて処方された薬を飲んでいれば大丈夫ではありません。薬だけに頼っていては、うつは良くならないことを実感したのです。

私は主治医も薬も否定するつもりはありません。私自身、薬による恩恵は受けていると感じています。ただ、自分の人生は自分で切り開いていくしかないということ。うつを良くして再発を防ぐためには、そのためのスキルを自分で身につけていかないといけません。しかし、それを主治医は教えてくれない。なぜか？　主治医にも分からないことだからです。正解もありません。自分にとって負担のかかる生き方を続ければ、うつを再発する可能性が高くなります。どんな生き方をすれば自分らしく無理がないのか、どんな仕事が自分に合っているのかを、試行錯誤しながら時間をかけてじっくりと考えていく必要があると感じました。

○薬を飲んでいる自分を受け入れコントロールする難しさ

処方されている薬を飲んでみて患者として私が感じたことをお話しします。私が初めてうつ症状でメンタルクリニックを受診したのが20代後半だったと思います。前述したように、その時には、今の診断名の双極症ではなく、ただのうつの診断でした。そのため、抗うつ薬を処方されました。たしかレメロンという薬だったと思います。抗うつ薬の効果が得られるようになるには1～2週間程度かかるとのことだったので、飲み始めて数日は特に変化はなかったように思います。

しかし、しばらくしてうつとは真逆の超ハイテンションになってしまったのです。

なんとなくいつもお酒に酔っているような感覚でした。そのため、普段なら自制が利いて言わないような事を言ってしまったり、普段しないような派手な事をしてしまったりして他者に迷惑をかけてしまうこともありました。当の本人は、元気になって良かったくらいにしか思っていないので、ハイテンションの自分が本当の自分だと思ってしまい、その時の気分のまま言動してしまっていました。

楽しくなって冗談が過ぎることもありましたし、逆に怒りの感情が抑えきれなくなるということもありました。また、その時は看護学校に通っていたのですが、授業中に息苦しさを感じてしまい、教室にいられなくなってしまったこともありました。副作用の欄に呼吸困難感という項目はなかったと思いますが、私はじっとしていられない程の息苦しさを感じたのを覚えています。

うつの人には抗うつ薬で良いのですが、双極症であることが分からずに、ただのうつ病と誤診されて抗うつ薬を飲めば、躁転（超ハイテンションになる）してしまうことがあります。そのため、双極症の場合は気分安定薬という薬を内服し、気分の波をなくすという治療をしていく必要があるのです。双極症の診断がすぐにつくことは稀で、まずうつと誤診されることが多いそうです。

躁状態に比べうつ状態の方が患者はつらいので、主治医にうつの話しかしないため、主治医はまずうつ病と診断してしまうのです。その時の状態に応じて、医師も薬の種類を変えます。私もうつを繰り返したので、何種類も薬が変わったり増減されたりして今の寛解状態（安定を維持している状態）を保っています。薬の副作用の項目には、それぞれ薬の種類で色々な項目が記載されていますが、実際に様々な薬を飲んでみて分かる感覚があります。自分にはもしかしたら合わないかもしれない、と感じることもあるでしょう。

薬とはうまく付き合っていかなければなりません。私は眠気が強くなったり手先がしびれたり、集中力の低下や視野が狭くなったりするような感覚、光がまぶしく感じてしまうなど、今までたくさんの薬の副作用を体験してきました。本当に自分に合わない薬であれば医師に相談するのも良いと思いますが、薬が自分の体に合ってくるまで時間がかかることもあり、なかなか判断は難しいところです。

精神科の薬を飲んで、目指すのはどの病気も「寛解状態を保つ」ところだと思います。病気の再発を予防し気分が安定した状態で社会生活を送れること。適切な判断や適切な言動ができる状態を保つことが目標になるのだと思います。薬が自分の体に合ってくるのを待つ忍耐力もいるし、薬に自分を合わせていくことも大切かなと思います。

薬を飲むことは良い面ばかりでなく、副作用という悪い面もあります。それらとうまく付き合っていかなければならないし、寛解状態を保つためにはある程度長い期間内服を続けなければなりません。とにかく薬を飲んでいる自分自身を適切にコントロールして、適切に社会生活を送ることを目指す必要があります。それには時間もかかりますし、本を読むだけでは分からない、自分が実体験しなければ分からない感覚を覚えていく必要があるので、長期戦になることを覚悟しなくてはならないのです。

○薬は飲んだ方が良いのか、飲まない方が良いのか？

精神科の薬に頼るのはやめた方が良いのでしょうか。それは飲まないに越したことはありません。飲むことにより薬の恩恵を受けることもできますが、副作用もつきまといます。飲むことは悪いことではないと思います。「精神科の薬を飲むなんて甘えだ。そんなものは絶対に飲んではいけない。良くないことだ」みたいに考えている人はたくさんいると思います。私自身、そういう事を言われたことがあります。それには誤解や偏見があると思っています。薬を飲みながら症状をコントロールして、穏やかな生活を送れたらそれでいいのではないでしょうか。

精神科の薬を飲んだ方が良いか、飲まない方が良いかの二択で考えると苦しくなります。薬に依存するのではなく、薬に頼るところは頼って、それ以外の生活の中で自分が気をつけることのできるところはしっかりやること。要は、薬と上手く付き合っていけば良いと思うのです。

時々眠れない日があれば、頓服の眠剤を飲んでもまったく問題ありません。薬は絶対飲まない方が良いと考えるのでなく、時々薬に甘えてもいいんだくらいに考えていた方が楽に生きられると思います。精神科の薬を飲んでいても、楽しく自分らしく幸せに生きていられるならそれで良いのではないかと私は考えています。

○精神科に通うのは恥ずかしいことなのか？

精神科に通うことを隠している人は多いと思います。私もそのひとりでした。絶対に隠さなきゃいけない秘め事、精神科に通うことは、触れてはいけない腫れ物のように私自身捉えていました。それが当たり前だと思っていました。病気の事をカミングアウトして入職した職場では、私の上司になる人だけに病気のことを伝えていました。しかし、同僚に隠すのをなんとなく後ろめたく感じたこともあり、上司に職場の全員に自分のことを伝えたいと話をしたことがあります。すると、

「みんなに言う必要はないよ。みんながそのことを良いように捉えてくれる訳じゃな

いと思う。それを知って、あなたに対してどう関わったらいいか迷う人もいるかもしれないのでは？」

と言われました。その時はそうだなと思いました。しかし、今の私がその事について考えた時、本当にそうだろうかと感じるようになってきたのです。

精神科に通っている理由は、人間関係で悩みを抱えていたりしてカウンセリングを受けるためであったり、うつの治療であったり、統合失調症であれば幻覚、妄想などの生活に支障が出るような症状をできるだけ抑えるために内服治療を受けるためなど、人それぞれだと思います。

私の場合は、双極症のためうつになりやすく、うつにならないように内服薬を出してもらうために通っています。うつにならなければ、日常生活に支障がないため楽に生きることができるからです。以前の私はうつにならなければ、健常者として生活を送ることができると考えていました。

つまり、うつにならなければ一般的に言われる「普通の人・普通の生活が送れる人」というカテゴリーに入ることができると考えていたのです。しかし、そうだとすれば、「普通の人・普通の生活が送れる人」か「障害のある普通でない人・普通に生活を送れない人」の２つしか人間の種類がないことになる。そのような価値観で私は生きていたように思います。まるで、後者は競争に敗れた人のようになってしまう。今の私は、日常生活に支障が出ないようにするためという理由は当然ありますが、「普通の人・普通の生活が送れる人」のカテゴリーに入るために精神科に通っているのではありません。

アドラー心理学では、「縦の関係」つまり競争原理を否定しています。つまり、競争や勝ち負けは存在しない。他者との知識や経験、能力、仕事の成果に関係なく、全ての人は対等、そして他者と助け合いながら生きるという「横の関係」すなわち協力原理を提唱しています。アドラー心理学の考え方では、メンタル疾患があろうとなかろうと全ての人は対等なのです。そして、障害の有無に関わらず全ての人が自分のできることをして、助け合いながら生きる社会を目指す。「横の関係」を目指せばメンタル疾患があったとしても、誰とも比べることなく、全ての人と助け合って生きるために自分のできることをして、自分らしく輝いて生きることができるのです。

今の私は他者と比べるのでなく、自分らしく輝いて生きることができるよう自分を再教育し強化していくために精神科に通っています。頑張って精神科に通っていることは、恥ずかしいことではないし負けでもない。自分らしく生きるため、自分の人生をより良いものにするために、自分自身と精一杯向き合おうとしている証なのだと捉えています。

○規則正しい生活は裏切らない

規則正しい生活リズムを保っていても体調の良くない日はあるということをお話しします。無理したり生活リズムが狂うと、私が調子を崩してしまうことは先程お話ししました。私の場合、調子を崩すとは具体的にどんな状態になるかと言うと、まずは頭がボーッとすることが一番の困り事です。集中しようと頑張るのですが、普段の調子にすぐには戻りません。

次に困るのが、いつもは普通に職場の人とコミュニケーションをとっており、何とも感じないのに、調子を崩すとなぜかとても緊張してしまうのです。自分に自信がなくなります。自分の判断が鈍り、本当にこれで良いのだろうかとソワソワして変な汗をかきます。もしかすると一緒に仕事をしている人は、「こいつ今日どうした？」と感じているかもしれません。私は調子が悪いのを隠すので精一杯で、それにエネルギーを使ってしまい仕事の質はいつもの半分以下になってしまう感じがします。このように調子が崩れると仕事でとても苦しむし、以前はこれがきっかけとなり徐々に心のエネルギーを消耗していって、うつが重くなり休職というパターンが多かったように思います。

まずは、調子を崩さないよう規則正しい生活リズムを保ち、朝散歩や定期的な運動を欠かさないことなどを意識しなければなりません。細かいことを言うと、カフェインが体に残り睡眠に影響が出るためコーヒーを14時以降は飲まないとか、手帳を使い自分の調子の推移をチェックするなど色々しています。とにかく私は徹底して体調管理をしています。

しかし、万全の体調管理をしているにも関わらず調子が悪い日があるのです。例えば、仕事が忙しいなどで日中の刺激が強いとその日の夜は脳が覚醒して睡眠が浅くなり、翌日は調子が悪いです。仕事で自分の得意な事にエネルギーをある程度使っても夜は眠れます。しかし、無理をして自分の苦手な事にエネルギーを使い過ぎると脳疲労が強くなり、また脳のギアが下がらずに夜間覚醒して眠れなくなります。それから、私の場合は天気がものすごく体調に影響します。雨が降ると湿度と気圧にやられて頭は重く、気分もどんよりしてしまい調子が良くありません。

ということで、いくら万全の体調管理をしていても調子が崩れる時はあります。しかし、以前のようにうつ状態まで落ちることはなくなりました。回復するには健康な人に比べ時間がかかるかもしれませんが、調子が悪い時は無理をしないとか、仕事が思うようにいかなくても「そんな日もあるさ」と割り切るとか、休みの日は1日ダラダラしたりして体力の回復に努めるようことを意識して生活していると、体調が悪い日を少しずつやり過ごせるようになってきました。

そして最も大切なこと。それはやはり、どんな時も規則正しい生活を守ること。本当に疲れた時は1日寝るのもいいと思います。しかし、できるだけいつも通り生活をすることを心掛けることが大事だと思っています。

不眠の原因が不安などによるものではなく、前日の刺激の強さなどによる脳の過活動が原因のこともあります。不安が原因であればその不安を取り除かないと不眠は続くでしょうが、ただの刺激による脳の過活動が原因の一時的な不眠なら、日頃の規則正しい生活習慣が身についていれば恐るるに足らないのです。

○私が恐怖した「フレイル」という言葉

フレイルとは、年を取るとともに運動機能や認知機能等が低下して、生活の機能が害され、心身がもろく弱くなってきた状態を言います。しかし、適切な介入や支援により生活機能の維持向上が可能な状態と定義されています。簡単に言えば、介護が必要になる一歩手前の状態なのです。この言葉は以前から知っていた言葉でしたが、まさか私自身がこのフレイルの恐怖を味わうことになるとは夢にも思いませんでした。

休職してから仕事を始めるまでの期間が約5ヶ月間あったことがありました。休み始めた最初の頃は心身共に弱っており、家でぐったりとして過ごしていました。1週間か2週間おきにメンタルクリニックを受診していましたが、薬が少しずつ増量になっていきました。主治医が増やしたい量まで増量していくのには一気に増やすことはできないので、数ミリグラムずつしか増量できずに薬の調整に時間がかかりました。その薬に体が慣れるまでが大変でした。頭がボーッとした状態。これはうつ状態だったことも関係していたと思いますが、薬の増量でボーッとして少し眠いような状態でした。判断力がものすごく低下しました。

そして手先の震え。手先が少ししびれているような状態で震えるのです。これでは細かい作業ができません。次に頭痛。特に後頭部から首の後ろ側辺りの頭痛がひどく、頭痛薬を頻回に飲んでいました。頭痛と不安で夜もなかなか眠れません。また光がとてもまぶしく感じることもつらい症状でした。太陽の光がとてもまぶしく感じたり、室内でも明るい部屋はまぶしく感じ、とても不快な状態でした。

最もつらかったのは、小さな文字が読みにくくなってしまったことです。読書が好きなのですが、とにかく文章が頭に入ってこなくなってしまいました。文字をただ見ているだけ。焦点が合わないような感覚。元気な頃のようにスムーズに文章が読めなくなったことが本当にショックでした。今考えると、あんな状態でハローワークに行ったり、子どもの送り迎えや家事をしたりとよく頑張っていたなと思います。

こんな状態で職探しのためにハローワークへ通っていたのですが、なかなか自分の思う条件の求人はありませんでした。ある日、なかなか職が決まらない私へ主治医がこう言ったのです。

「あなたもご存じの言葉だと思うが、一番怖いのは『フレイル』なんですよ。早く仕事に就いた方がいい」

フレイル。これは高齢者だけに使われる言葉だと思っていましたが、まさか私が直面する問題になるとは思いませんでした。体の不調が永遠に続き、このまま廃人のようになってしまうのではないか？　一生仕事も出来ず、家族も守れず、このまま……。私は心の底から恐怖したのです。しかし私は現在、介護が必要になる一歩手前の状態から生還し、元通りの生活を送ることができています。

○早めに治さないと脳が元に戻らなくなる？

精神疾患をしっかりと早めに治すことがとても重要だということについてお話しし

たいと思います。少しシビアな話です。うつになると医師からしっかりと休むように言われます。私もしっかりと治し社会復帰するには、2～3ヶ月間休んだ方がいいと言われました。

しかし、初めてうつで仕事を休んだ時に感じたのは、早く治して社会復帰したいという想いがとても強かったことです。自分が休んだ分、職場の同僚達が穴埋めしなければならなくなってしまう申し訳なさと罪悪感を強く感じました。また、家族は仕事や学校へ行っているのに、家の中でひとりきりという孤独感。窓の外を眺めると、みんな忙しそうに仕事をしている。

「僕は一体何をしているんだろう」

という焦りを強く感じました。そのため家の中にいても、うつ状態によるとてつもない倦怠感の中で、家族が帰ってくるまでに掃除や洗濯をしたり、夕食の準備をしたりと無理に活動してしまったのです。主治医は何も考えず休めと言うけれど、動いていないとどうにもならない感覚になるのが普通じゃないかなと思います。

しかし、うつ病はじっくりと治す必要がある。無理をすると治りも悪い。うつ状態は脳の骨折だと考えているのですが、骨折しているのに無理をすると治りが悪いですよね。うつ病初心者はそれが理解できないのです。とにかく焦ってしまう。家族がいると尚更だと思います。

うつ病の再発率は60％と非常に高いもので、じっくりと治す必要があるのです。再発を繰り返すとさらに再発率が上がると言われています。タイトルの通り、早めにうつ状態を叩いておかないと、その後の人生に非常に大きなダメージを与えてしまうことになるのです。

「症状固定」という言葉があります。病気をする前の状態が１００％だとすると、いくら治療しても１００％まで戻らなくなってしまうということ。骨折をしても無理をし続けると、骨が元通りにくっつかないことがあるのと同じです。そのため、しっかりと治療して、できるだけ再発をしないように注意しながら生活をしなければならないのです。私もうつを繰り返した経験があるため、もう以前のような脳の状態に戻っていない可能性があります。内服が必要なので、薬が効いて少しボーッとした感じもあるため、脳が元通りに戻っていないように感じるのかもしれませんが、脳の感覚は元気な時とはやはり少し違います。

症状固定という言葉を知った時、私は恐怖に震えました。私の脳が元に戻らない可能性があるなんて、こんな怖いことはありません。しかし、怯え続けていても仕方がないので現実を受け止めなければならないのです。

○全力で生きるとは？

数年前までの私は全力で生きていました。しかし実は今の私も全力で生きている。以前の私と今の私はどう違うのか。違いは力の出し方。以前の私は、常に全力投球でした。日中仕事を全力投球し、仕事から帰ってからも自宅で勉強を全力投球。休みの日も自己成長しなければと勉強したりトレーニングしたりと全力投球。それが正しいと思っていたし、それが「全力で生きる」の本当の意味であり、それができなければ自分ではないとさえ思っていました。「全力で生きる」ことは、私の美学だったのです。

しかし、私はうつになり休職・転職を繰り返しました。休職中も休んでばかりではいけないから、何かできる事をしなければならないと思って家事や本を読んだりして過ごしていました。とにかく、いつも何か意味のあることをしていなければダメなんだ、という強迫観念にも似た感覚で生きてきたように思います。

しかし、常に全力投球という生き方ができないことが分かってきました。今までのように常に全力の私でいられなくなってから、これからどういうスタイルで生きていけばいいか迷いました。周りの人達は、「考え過ぎずに肩の力を抜いて生きたらいいんだよ」とアドバイスをするし、主治医は「今まであなたの１００％の生き方はやめて70%、いや50%くらいで生きるようにした方がいいよ」などと言う。

簡単なようですが、今までそんな生き方をしたことのない私はそれがなかなか理解できなかったし、とても難易度の高いことだと感じたのです。なんて生きにくい奴なんだと思われるでしょうが、私は本気で悩んだのです。

メンタル疾患とうまく付き合っていくためには、緩急をつけることが大切とよく言われます。「緩急をつけた生き方」の手本は私にとって身近なところにいました。それは、私の子ども。日中は学校で全力で勉強し、夕方は友達と全力で遊び、夜は21時になったら布団に入り、数分すれば寝てしまい少し触ったくらいでは起きない。妻が「子どもはいつも一生懸命なんよ」と言っていました。

やる時はやり、休む時は休む。子どもの生き方はまさに究極の緩急のつけた生き方のように私は思います。勉強する時は勉強し、遊ぶ時は遊び、寝る時は寝る。素晴らしい。以前の私は遊ぶ時も仕事や勉強をし、寝る時も仕事や勉強をしていたのです。

また無理をし過ぎてメンタル疾患になる人は、自己洞察能力が低いとも言われます。自己洞察能力とは、簡単に言えば、自分の体調や心の状態をどれだけ理解できているかという能力です。私の病気の発症理由は無理をし過ぎたことだけが原因ではないと思いますが、無理をし過ぎたことで何度もうつになったことを考えれば、無理のし過ぎは病気を悪化させた大きな原因となっているのは間違いないと思います。

そういう意味で言えば、私も自己洞察能力がとても低かったのでしょう。常に自分の心、そして身体の状態を正しく判断しながら、「今は少し元気だから多少頑張ってもいいだろう」とか「今は疲れが溜まっているから休んだ方がいいな」などと冷静に判断していくことが大切だと思います。

「全力で生きる」ことは、仕事や勉強をし続けるなど、いつも何かをしていなければならないことではありません。「全力で生きる」の正しい解釈は、仕事や勉強などをやるときは集中してやり、遊ぶ時は遊び、休む時はしっかり休むという緩急をつけて生きること。そして自分の心と身体の状態を常に観察して、状態の程度に応じてエネルギーをどの程度出すかを適切に判断しながら生きることなのだろうと考えます。

メンタル疾患になった人は、もう「全力で生きる」ことができないのではなく、「全力で生きる」の正しい理解ができていれば、健常者と同じように「全力で生きる」ことができると思うのです。

○「頑張る」＝「無理する」

「無理しない」という言葉について考えてみたいと思います。私にとって、この言葉ほど理解することが難しかった言葉はありません。なぜそう感じたか？　それは、「頑張る」＝「無理する」という考え方で生きてきたからだろうと思うのです。とにかく仕事を、生きることを頑張ろうとしてきたのです。

しかし、結果として仕事を長続きさせることができなかった。自分は無理をしてきたとは思っていないのですが、脳と体に自分の限界を超える負担をかけてきて失敗したのだから、やはり無理をしてきたことになるのでしょう。私は不真面目に仕事をして失敗を繰り返したのではなく、真面目に頑張ろうと思ったにも関わらず失敗を繰り返しました。

主治医から「無理しないでね」「もう難しいことはしない方がいい」などと言われました。私は真面目に一生懸命生きたいだけなのに「なぜ無理してはいけないの？」「なぜ難しいことにチャレンジしてはいけないの？」と感じ、受け入れることなどできませんでした。なんとなく、

「あなたは障害があるのだから、健常者のようには生きることはできない」

と言われたように感じました。なぜ主治医は、私にそんなことを言うのか。ずっと考え続けてきたのですが、今までの私は、「頑張る私」「無理する私」でいることが、私という人間を保つ手段だったのかなと思います。そうすることで、他者から良く見

られたいというか、人の目を意識し過ぎて苦しんでいたように思うのです。「頑張る私」「無理する私」でなければ、私ではない。そうでなければ、私は他者から評価されない、今まで頑張ってきたのに突然それをしなくなった私を見て、みんなは私が怠けていると感じるのではないか、信頼されなくなるのではないかと考えていたのかもしれません。なぜそのような自分になってしまったのか。それを保つことで自分を守ろうとしてきたのだと思います。

自分を見つめて、自分自身がどう生きたいのか、どうすれば生きることができるのかをずっと真面目に考えて出した答え。それは「頑張らないこと」「無理しないこと」は、「負け」ではないということ。自分は自分。他者の目を気にする生き方ではなくて、肩の力が抜けた状態で自分自身が自分らしく、楽しく幸せに生きることだと思うようになりました。

しかし、それは楽して生きることではない。他者のことは考えず自分勝手に生きることでもない。あくまで、自分がどう生きたいのか、自分と真剣に向き合わなければ、その答えは出ない。他者から評価されること、期待に応えることはもう考えない。人生の主役は自分。他者に負けないのではなく、自分自身に負けないことが大切だということ。これからは、そんな風に生きる。私は決意しました。自分らしく、強く生き抜く。

○私の通院を支える自立支援医療制度

精神科受診を継続して治療に専念するために、とてもありがたい制度である「自立支援医療制度」についてお話しします。私は長く通院をしています。治療は継続して必要なので月に1回、車で片道30分かけて通っています。そして治療が済むとお会計なのですが、毎回診察代が1470円かかっていました。そして処方箋を持って近くの薬局へ行き薬をもらわないといけないので薬代も必要です。ジェネリック（後発医薬品）であれば安価なのですが、内服している薬にジェネリックがなかった時は、薬代が毎月6～7千円程かかっていました。

診察代と薬代、交通費を考えると毎月約1万円もかかっていたのです。これでは途中で通院をやめてしまう人がいるのも納得です。精神科受診を継続することは経済的にも時間的にも大きな負担となります。私も10年程実費で支払ってきました。私のクリニックの通院は皆勤賞ですが、トータルするといくら払ったのだろうか。考えると恐ろしくなります。

私の場合は主治医から教えてもらった訳ではなく、自分で調べて自立支援医療制度を知りました。自分で調べないと、こういった制度があることを誰も教えてくれません。自立支援医療制度とは、簡単に言うと市町村が通院費を9割負担してくれるというもの。地域によっては10割負担してくれて、通院費がかからない所もあります。実は私の住む広島市は10割負担してくれます。そのため通院費がかからなくなりました。

主治医に役所でもらった申請書を診察時に持っていき書いてもらわなければなりません。私のクリニックは診断書代として5千円かかりました。これは実費で支払わなくてはなりません。簡単には書けない用紙なので、書いてもらうのに数日かかります。また、自立支援医療制度を申請する同じ用紙で「精神障害者保健福祉手帳」の申請も同時にできます。しかし、精神障害者保健福祉手帳の申請に必要な項目は、同じ用紙でも自立支援医療制度の項目とは分かれているため、主治医に自立支援医療制度と精神障害者保健福祉手帳の交付を同時にしたいのか、自立支援医療制度だけ申請したいのかを相談して決めなければなりません。

私は通院10年目で自立支援医療制度だけを受けることに決めました。しかし、その決断までにはとても葛藤がありました。それはなぜか？　自分が実費を払うことで自分自身のプライドというか、精神障害者ではなく単にメンタルを病んでいるので精神科を受診しているだけと思いたかったのです。とても悩んだ結果、私は自立支援医療制度を受けることに決めました。

自立支援医療受給者証を手にしたとき、私はなぜか「負けた」ような気がしたのを覚えています。しかし、現在はこの自立支援医療制度を受けることで、私の通院の負担は大きく減り、とてつもなくストレスを軽減できています。

○第3章まとめ

1. うつの休職は初回でしっかり治し、二度と再発させないのが理想。
2. 日頃から精神を安定させる努力を継続し、診察室の中ではその時に自分の感じている事を自然に話すこと。人生の先輩である主治医の話をしっかり聞こう。
3. 薬だけを頼っていては良くならない。再発を防ぐスキルを自分で身につけること。
4. 薬を飲んでいる自分をコントロールできるようになるには時間がかかる。決して焦らないこと。
5. 精神科の薬を飲んでいたとしても、幸せに生きているなら良しとしよう。
6. 精神科に通っているのは、人生をより良いものにするため、自分自身と精一杯向き合おうとしている証。決して恥ずかしいことではない。
7. 規則正しい生活を続けていれば、時々調子の悪い日があったとしても総崩れしなくなる。

8. 心と身体の状態を常に観察しながら、適切なエネルギーの出し方を身につけていくこと。

9. 自立支援医療制度を受けることや、精神障害者保険福祉手帳を取得することはメリットしかない。

第4章　うつと仕事

○朝ごはん

朝ごはんを食べることが大切だということをお話しします。何言ってるのと思われるかもしれませんが、とても大切なことです。以前の私は、朝ごはんをまともに食べていませんでした。朝はブラックコーヒーを飲むだけで、会社に行くことも度々ありました。子どもの頃はしっかり朝ごはんを食べていたのを記憶していますが、大人になってから朝ごはんを食べる習慣がなくなってしまったように思います。

なぜ朝ごはんをまともに食べなくなったのか。子どもの頃は朝ごはんを親が準備してくれていたので、それを食べて学校へ行けばよかった。しかし、大人になって親元を離れると、朝ごはんを自分で準備しなければならないため、準備するのが面倒になったというのも理由です。

朝ごはんを食べなくなったもっと大きな理由は、朝起きてもお腹が減っていないと感じていたからだったと思います。朝起きると仕事のことしか頭になく、朝ごはんは二の次になっていました。朝早く起きて他の人より早く職場へ行き、その日1日の準備をして、就業開始時間を待たずに仕事を始めるというのが私は普通だと思っていました。食事より仕事優先。

仕事のことしか頭にない状態。今考えると異常です。しかし、私の方が他の人より早く職場に行き、早めに仕事を開始したにも関わらず、他の人より仕事が遅く、いつまでも職場に残っているという状況がありました。仕事への気合いは十分なのに、なんとなく集中力が欠けているような感覚。集中したいのに頭がボーッとしてなかなか仕事が進まないように感じることがよくあったのです。

疲れていた、抑うつ気味の時期だった、睡眠が浅かった、面倒な人間関係へのストレスなど、様々な理由が集中力の低下の原因として挙げられると思いますが、朝食をまともに食べていなかったことも大きな原因だったと思っています。

夜間、寝入ってからも脳は活動しており、夕食で摂取したブドウ糖は夜間も使われているそうです。そのため寝起きの状態は、ブドウ糖が不足した状態、つまりエネルギーが不足している状態なのです。朝ごはんを食べずに職場に行くことは、ガソリンがしっかり入っていない状態で職場に行っているのと同じこと。当然エネルギー不足で仕事をしても、集中できませんよね。

今考えると当たり前なのに、情熱を持って仕事をしていた当時の私はエネルギー不足で集中できておらず、完全に空回っていたのです。今でも、寝起きはお腹がすいた感覚があまりないのですが、朝ごはんをしっかり自分で準備して無理やりでも食べて仕事に行くようなりました。その後は、昔と比べて短時間で集中して仕事をすることができるようになり、残業することも減ったように感じています。

○新しい生活様式

新型コロナウイルス感染拡大予防のため「新しい生活様式」という言葉を聞くことが増えました。「新しい生活様式」の中でテレワークやオンライン会議などの「働き方の新しいスタイル」も提唱されました。私は「新しい生活様式」という言葉を聞いて考えてしまうことがあります。それは新型コロナウイルスとは全く関係ありません。

それは、今まで自分には絶対に不可能なこと、どんなにあがいてもできないことをしようと思って、何度も身体を壊してしまった過去について。私は以前、病院の病棟勤務で不規則な生活スタイルを頑張って続けていました。2交替だったり、3交替だったり昼夜関係なく看護師業務を続けていました。

目の前にいる患者さんのために全力投球でした。自分の知らない知識や経験したことのない処置の介助など、勉強しなければならないことは山のようにありました。1～2時間の残業なんて当たり前。勤務終了直前に、「入院対応してくれない？」の外来師長さんからの残酷な電話。どこの病院でも同じようなものです。その日の情報収集をするために1時間以上前には職場に行ってカルテを見ていました。休みの日は新しく買った参考書を読んだり、職場の図書室に行って看護研究の調べ物や本を読むなど、24時間看護に関係のあることをしていました。

昔、「24時間戦えますか？」というフレーズが流行りましたよね。もうそのフレーズに近い状態で生活をしていたし、看護師としてそれが当たり前だとも思っていました。そして、何度もうつで休職・退職を繰り返したのでした。ここ最近になって気づいたこと。それは、気合や根性で何とかなる事と、気合や根性ではどうにもならない事があるということです。当然努力はしないといけない。しかし、自分に何ができて何ができないかを理解していなければならない。自分にできない事をいくら頑張っても、できないものはできないのです。

双極症をコントロールするためには、できるだけ生活リズムを一定に保つことが大切です。社会リズム療法といいます。主治医から「まだ夜勤やるの？」と毎回診察の時に聞かれていました。今の仕事は夜勤のない仕事です。夜勤をしない看護師になることに最初はとても抵抗がありました。他の看護師から「男性なのに夜勤しなくて大丈夫なんですか?」と尋ねられたこともあります。まあそう思われても仕方ないですよね。

しかし、私が夜勤のない看護師をする選択をしたことは、今となっては何も感じません。良い選択をしたなと思います。私はただ「新しい生活様式」に切り替えただけなのです。

○夜勤は寿命を縮める

夜勤のある人は、夜の仕事に備えて日中寝てから仕事に行く場合が多いと思います。私も以前はそうでした。３交替の勤務をしている頃は、17時まで働いてから仮眠をとって、また23時頃仕事に行くというような勤務もありました。私は生活リズムの乱れにとても弱いので、不規則な生活はやはり疲れが取れず、慢性疲労のような状態となります。睡眠リズムも崩れてしまうので、寝ていても脳がまだ活動しているというかとにかく睡眠の質が低下してしまうのです。

そして、脳の疲れは取れないままの状態が続き、疲れがピークにくるとうつ状態となり休職というパターンを繰り返しました。不規則な勤務で生活リズムが乱れても元気な方も多くおられます。

しかし、夜勤をすると寿命が縮むと言われています。それは、私のように生活リズムの乱れに弱い人だけでなく、不規則な生活を繰り返していて一見元気そうに見える人も同じです。人によって程度は違うかもしれませんが、夜勤をすると寿命が縮むのはすべての人に言えることなのです。脳卒中や心筋梗塞などのリスクは高まり、やはり私のようなうつ状態などのメンタル疾患を発症するリスクも高まります。

夜勤をするのは体に悪いのは知っていましたが、夜勤を当たり前にしている時は私自身あまり健康に気を使っていませんでした。私は看護師なので、患者さんの健康についてはしっかりと考えてきましたが、私自身の健康に関してはほとんど無関心と言ってよい状態だったのです。

大昔の人達は日中働いて夜寝るのが当たり前だったと思いますが、現代はそうではありません。24時間世の中は動き続けています。夜間もトラックの運転手さんが頑張って荷物を運んでいる。コンビニが24時間営業しているから、私達はいつでも買い物ができる。看護師が病院で勤務しているから患者さんは安心して入院生活ができる。

今の世の中は夜勤をする人がいなければ、私達の生活は成り立ちません。だから絶対に夜勤業務はなくならないし、これからも必要です。これだけ言っておいて、こんなことは言いたくないのですが、やはり夜勤は体に悪い影響を及ぼすのです。夜勤手当がついて給料明細を見たときは嬉しいですし、今元気だから問題ないと思っていても、長い目でみたときに体を壊すリスク、寿命が縮む可能性が高まります。怖いことばかり言って申し訳ありませんが、事実をお伝えしています。

○不規則な生活は生活の質を下げる

不規則な生活をしていた時はいつも頭がボーッとした状態で疲れが取れず、仕事中も集中できないことがあり、休みの日も寝て過ごすことが多く、妻から不満を言われることがありました。家族サービスがなかなかできず、申し訳ない気持ちもありました。ですが、ずっと時差ボケのような状態でいるので、何もする気が起きないし、やろうとしても頭が回らないことが多かったように思います。

中には不規則な生活を続けていても、寝れば元気に戻れる人もいるでしょうし、休みになれば楽しく過ごせる人も多くいると思います。同僚の中にも夜勤明けで遊びに行く人はたくさんいました。そういう人はいつも体調や気分にムラがないように見えました。私にはとてもできないことであり、いつも凄いなと思っていました。

私の場合は、不規則な生活をすると疲れが取れず、やる気はあっても体調を崩してしまい、うつ状態となり仕事が続けられなくなります。最初のうちはなぜ他の人は元気なのに、自分は疲れが取れないのか不思議でしたし、心が弱いのかとか、気合いが足らないのかなどと考えていました。

しかし、今では、それは生まれ持った体質だと考えるようになりました。時差ボケに強い人もいれば、私のように時差ボケに弱い人間もいるということ。仕方のないことだと思います。それは、頑張ってもどうにもならない。時差ボケに弱い人、すなわち生活リズムの乱れに弱い人は、不規則な勤務は合っていないのだと思います。できれば、日勤だけの勤務にした方がいいと思います。双極症をコントロールするには、生活リズムを整えることは非常に大切なことです。私は現在、日勤だけの仕事をしており、時差ボケ状態がなくなったことで、休みの日は元気に楽しく過ごすことができています。生活の質が上がったように感じています。

身についた生活リズムは良くも悪くも、そうそう取れません。私が日勤だけの仕事に切り替えた際、夜勤をしていた時の生活リズムが完全に取り切れて、今の日中働いて夜眠るというリズムに体が慣れるまで、約1年かかりました。私の場合は、新しい薬に体が慣れるまで時間がかかったことや、うつ症状から回復し脳が思うように動いてくれるまで時間がかかったことなど、様々な要素が影響していると思います。1年は長かったしつらかったです。今ではようやく普通の生活リズムに体が戻り、子どもの頃のような状態になりました。夜になったら布団に入り、すぐ寝て、朝になったら起きて活動を開始する。当たり前のことが当たり前にできるようになりました。今までの話は、良くも悪くもの「悪くも」の部分の話。

そして、これからは「良くも」の部分について。規則正しい生活リズムを毎日心掛けているのですが、それでもやはり音が気になったり、悩み事ができたり、日中少し強い刺激を受けた時など、眠りが浅くなったりすることが今でもどうしてもあります。そのような時、以前の私であれば、頭が重い、頭痛がする、気分が悪い、頭がボーッとする、人と話をするのがおっくう、人と関わるのが不安、仕事に行きたくないという状態に陥ってしまっていました。そのため、仕事に行ってもミスを連発することもありましたし、職場の人と話をしても右から入って左に抜けるような状態でした。

しかし、今の私はどうか？　多少、眠気があったり体が重いなと感じても、頭の中はクリアな感覚で仕事にはあまり影響しなくなりました。人間だからいくら気をつけても、体の調子は多少ムラがあります。しかし、総崩れしなくなったように感じます。自分自身が強くなったというよりは、規則正しい生活リズムが私の脳や体に染みわたっているような感覚です。

生活リズムという言葉は、よく耳にする言葉ですがバカにはできません。アメリカの看護師は、1年中不規則な勤務をするのでなく、日勤だけをしばらくする期間、夜勤だけをしばらくする期間というように、とにかく生活リズムを一定にできるような工夫をして仕事をしていると聞きました。生活リズムと生活の質について考えることは、とても大切なことだと思うのです。

○私はなぜ復職せずに転職を繰り返したのか

私はうつで休職後、復職したことがありませんでした。長期の休職後、私は転職するという決断を繰り返しました。私がなぜ復職せずに転職を繰り返したのか理由をお話しします。そして、私の反省点とどうすれば良かったのかを検証します。最後に、ついに復職をした時にどう感じたかをお話しします。

私は看護師になり3年間地元の病院で仕事をして、県外へ転居のために別の病院に移ったのですが、私としてはステップアップの意味もありました。田舎から都会の病院で勝負したいという想いがあったのです。そこで超急性期の部門に配属になり、急性期のカッコいいナースマンとして成長するんだという想いが強くありました。覚えなければならない事も多くありましたし、判断力のスピードも求められるし、重症の患者さんばかりなので、精神的には非常に厳しい環境でした。

しかし、結果として2ヶ月目でうつ状態となり休職することになったのです。まだ見習いだったので夜勤をするところまでは行っておらず、日勤だけの業務だったのですが精神的に追い込まれ、夜も眠れず、頭が回らなくなってしまいました。意気揚々と乗り込んだ私だったのですが、現実は甘くなかったのです。「前の病院の同僚達に頑張れと言われて送り出してもらったのに、なんてことになってしまったんだ」と強くショックを受けました。そして人生で初めて長期の休職となりました。

この時点で初めて、今の主治医から双極症Ⅱ型という私の病名を聞いたのです。主治医から病気について詳しく説明を受けたと思うのですが、よく分からなかったし、受け入れることもできませんでした。むしろ受け入れたくなかったのだと思います。主治医と今後をどうするか相談した結果、退職し病院を変わるという決断をしました。忙しい急性期の病院でなければ、夜勤はあったとしても比較的ゆったりと仕事をできると思ったのです。

この最初の休職から私が復職しなかった一番の理由は、「もうみんなに合わせる顔がない」と思ったことでした。単純に恥ずかしくて逃げたかった。今考えると、その理由が一番になってしまったのは、大人げなかったと思います。同じ部署では働けなかったにしても、自分の脳と体の状態を考えて、同じ病院のどの部署なら私が働けるのか考え、上司としっかりと相談し復職することを考えなかったのは、やはり良くなかったと感じています。変なプライドがあったのでしょう。厳しい言い方をすれば、病気があろうがなかろうが関係なく、私は社会人として問題があったと思います。

休職期間を経て、次の病院に入職したのですが、ここでも1年持たずうつになり休職してしまいました。私は絶望し生きる希望を失いかけていました。看護師として私はもう働けないのではないかと感じました。そして休職期間に今後どうするのかを主治医と話し合ったのですが、ここで私はまた逃げてしまったのです。「別の場所に行けば私は普通に看護師ができるはずだ」と思いたかった。しかし心の中では、これで失敗したらもう看護師としては生きていけないし、ラストチャンスだと思っていました。

ただ、この時点の私は双極症という病気をまだ理解することができていなかった。二度目の長期休職を経て4カ所目の病院に転職したのですが、とても心苦しかったのがここでの入職時の面接でした。私がなぜこの病院を希望するのかという問いに対し、本当の事を言えなかったから。病気の事は絶対に隠さなければならないと思いました。ただやる気はあるんだということをアピールするしかなかったのです。ラストチャン

スだと感じていた私は全力投球しました。今の私なら、

「安井よ、そうじゃないんだ。気持ちは分かる。でもお前はそれでは生きていけないんだ」

と言ってやりたくなります。２年間耐えに耐えたのですが、結局私の脳と体はボロボロになり休職しました。それでも相も変わらずバカな私は、復職せずに退職することを選択してしまうのでした。

【今になって分かる私の反省点】

①病気の受け入れができておらず、むしろ受け入れなどしたくなかったと感じてしまっていた
②環境を変えれば、普通にまた看護師を続けることができるだろうと安易に考えてしまっていた
③復職することを恥ずかしいとか、負けだとかそんな風に感じてしまっていた
④病気のことを入職時に面接で話さなかった
⑤看護師免許があれば転職がしやすかったため、それに甘えてしまった
⑥家族がいるのに、自分本位な選択を繰り返してしまった

【どうすれば良かったのか】

①自分の病気を受け入れるのは簡単ではないと思うのですが、やはり主治医の話をもっとしっかりと聞いて、自分でも病気について調べるなどして知識を増やし、もっと早い段階で病気と付き合える状態に自分をもっていく必要があった

②環境を変えたとしても、夜勤の伴う同じような環境に身を置いたとすれば、うつを繰り返すことをもっと早く理解しなければならなかった

③休職することは職場に迷惑を掛けることであり、病気の有無に関係なく、安易に退職することを選択するのでなく、もっと職場と話し合いをするなどしっかりと仕事と向き合わなければならなかった

④入職時の病気のカミングアウトは賛否両論あると思いますが、私個人の意見は、カミングアウトして自分のできること、できないことをしっかりと職場に伝えておくことが職場の理解も得られやすく、長く自分が働くことができるかどうかを左右する大切なことだと思いました

⑤看護師免許があればなんとかなるという安易な考えでなく、私自身の力で解決しなければならない問題がたくさんあるということを理解しなければならなかった

⑥私ひとりで何でも決めるのではなく、妻としっかりと相談した上で決断をする必要

があった
最後に、自分の病気をカミングアウトして入った職場でも調子を崩してしまい、2ヶ月の長期休暇になってしまったことがありました。この時の私は違いました。休暇中も定期的に上司に状況を報告し、復職するための準備を続けました。そして、私は遂に、同じ職場に復職したのです。初めての経験だったので、復職する時にはすごく緊張しました。本当にまた以前と同じように働けるのだろうか。みんなどんな反応をするのだろうか。

色んな不安を感じながら職場復帰したのですが、自分の想像とは違い、みんな優しかった。「おかえり」「無理せずボチボチいきましょう」のような温かい言葉をかけて頂いたのです。本当に嬉しかった。頑張って仕事をしていて、職場の人と良好な関係を築けていれば、休職して少し迷惑をかけても受け入れてもらえるんだということが分かったのです。この経験はとても大きな学びになりました。

○職場にカミングアウトするメリット

今までの職場で長期の病休に入る前、とても無理をしながら仕事を続けていました。私の調子が悪そうなのに気づいて、「大丈夫?」などと声をかけてくれる人もいましたが、「大丈夫です」「少し疲れているだけです」などと返事をし、ごまかしながら仕事を続けました。職場に迷惑を掛けたくない、また病休に入りたくない、自分の病気のことを気づかれたくないという想いで無理を続けました。そして、頭もボーッとした状態となり、激しい頭痛、手先のしびれ、胸のムカつき、吐き気などの症状に耐え切れなくなり、倒れるという感じでした。

正社員として働かせて頂いた最後の職場には病気のことを伝えて入社しました。時々少し調子を崩し数日お休みをもらったりすることもあったのですが、病気のことを隠すことなく正直に自分の体調のことを伝えることができるのは本当に気が楽です。先程もお話ししましたが、うつから復職できたのも、私の状態をしっかりと入職時にカミングアウトしていたからだと思います。職場の人に自分のことを知ってもらうことは、持病を抱える人にとってはとても大切なことだと感じました。

しかし、私が配慮してもらえたのは、職場の人としっかり人間関係ができており、コミュニケーションをしっかりとり、その都度、自分の状態を報告してきたことも影響しているのかなと思います。また仕事に誠実に向き合う姿勢が大切です。カミングアウトするかしないかの前に、障害があろうとなかろうと関係なく仕事に真摯に向き合い、取り組むことが大切だということ。

持病のある人が就職する際に、カミングアウトするかしないかの議論がありますが、私の意見としてはカミングアウトしていた方が仕事を続けやすいと思います。また自分の状況は隠さずにその都度伝えること、そして職場の人と人間関係をしっかりと築いておくことが大切だなと感じます。ただ、カミングアウトしようと思える状況に至るまで様々な葛藤がありますし、カミングアウトせずに失敗するという経験をしなければ、カミングアウトしようという心境にはならないのかなとも思います。

○60～70％に設定して安定したパフォーマンスを

過去の私は、調子が良い時の自分を基準に仕事をしたり目標を立てたりしていました。調子が良い時の自分がずっと続くと無意識に考えてしまっていたのです。しかし、調子が良い状態がずっと続くだろうと思って仕事をしたり目標を立てると、後で苦しくなることが度々ありました。

調子が良い時は色んな仕事を引き受けるようにしていました。断ることが苦手だったというのもありますが、自分に振られた仕事は何でもこなすことが出世に繋がると思っていたし、自分自身も成長できると考えていました。何か目標を立てる時も、調子が良い時の自分を基準にして目標を立てていました。また、調子が良い時に感じる事をそのまま人に話していました。

しかし、私には調子のムラがありました。調子が良い日が続くのかなと思えば、一気に悪くなることがありました。体調コントロールがとても難しかったのです。気分にもムラがありました。気分が良い日もあれば悪い日もあるなどコロコロと変わる気分にも振り回されていました。するとどうなるか。引き受けた仕事をこなすことができなくなったり、計画した目標が達成できなくなってしまいます。言った事とやっている事が違い、「あの時にこう言いましたよね」と不信感を持たれることになってしまうのです。それは人を振り回してしまうことに繋がりました。

私の場合は、双極症による気分のムラや、うつになりやすい特徴があります。誰でも必ず調子を崩す時はあると思いますが、私の場合は人に比べて調子にムラが生じやすいことを理解していなければなりませんでした。過去の私はそれが分かっていなかったのです。調子のムラをできるだけ抑えるように体調管理をしっかりする必要はあります。それによってある程度ムラを抑えることは可能だと思います。しかし、完全にそれを防ぐことはできません。それに、人は誰でも大なり小なり調子のムラはあると思うのです。

常に１００％の状態で走り続けることができる人はそれでいいと思いますが、そんな人はなかなかいないと思います。常に100%で走り続けることができた時に達成できる目標を立てたり仕事の仕方をするではなく、平均で60~70%の力を出せれば達成できるような目標の立て方や仕事の仕方をした方が成功率は高くなると思います。その方が人にも迷惑をかけないし、人からも信頼されるのではないでしょうか。

100%ではなく、60~70%に基準を設定して安定したパフォーマンスを継続できるようにしたい、と今の私は考えています。

○仕事をしながら続けた朝散歩と昼寝

私は数年前から仕事の日に朝散歩と昼寝を続けています。その理由についてお話しします。

まず朝散歩から。目的は幸福ホルモンのセロトニンの分泌促進。生活リズムを整えるため。夜しっかりと寝るため。スムーズに仕事に入れるようにするためでした。しかし、朝散歩を始めたばかりの頃はなかなか効果を感じることができませんでした。

「こんな事やって役に立つのだろうか。僕は一体何をやっているのだろう」

と思ってしまうこともありました。しかし、朝散歩を始めて何ヶ月も経って感じるようになったのは、仕事中に悩むことや不安に感じることが減ったということ。仕事中にボーッとしていることも減りました。また、頭がスッキリした状態で仕事に入れるので、無駄にストレスを感じることも減りましたし、仕事中のミスも減りました。夜の睡眠の質も上がったように感じます。朝散歩をすると朝の空気が心地良く、心が清らかになる感じがします。神社やお寺にお参りに行った時のような感覚になるのです。ゆっくり歩きながらストレッチをしたりします。仕事を始める準備のようなもので、習慣になっていきました。小雨が降るくらいなら傘をさして朝散歩をしました。

職場の近くに森があったので、森の中を散歩していたのですが、鳥のさえずりや陽の光は心地良いですし、四季を感じることもできましたし、時々タヌキに出くわすこともあり楽しかったのを覚えています。森の中を歩くので、朝散歩の効果だけでなく、森林浴の効果もあったのではないかと思っています。森林浴にもストレス軽減効果・リラックス効果・免疫力アップなどの効果があるそうです。

次に昼寝について。昼休みにひとりで昼寝をするのです。以前は、昼休みを職場の人と一緒に過ごさないといけないと考えていました。ひとりで過ごすことがなんとなく悪いことと考えていたのです。私と同じように考えている人は多いのではないでしょうか。しかし、人と一緒に休憩をしても私の場合はのんびりすることができませんでした。むしろ、休憩時間が仕事をしている時間よりつらい時間になってしまっていたのです。

数年前から私は昼休みに車の中で昼寝をするようになりました。20分程の昼寝が健康に良いことが分かったからです。昼寝をすると、集中力が高まることや疲労の回復、ストレスの軽減に繋がるそうです。眠れなくても目を閉じてボーッとしているだけでも効果があるようです。実際に数年間やっている私がどう感じるか。昼寝の後はすごく脳がスッキリします。午前中の疲れが軽くなり、午後からの仕事が楽になる感じがします。1日の仕事の疲れの程度も以前に比べて少なくなり、以前は家に帰るとバタンと寝るだけでしたが、今では家に帰ってからも自分のしたい事ができるようにもなりました。

昼休みに人と一緒に過ごすのとひとりで過ごすのでは雲泥の差があります。ひとりで過ごすのはものすごく楽なのです。職場の人に気を使って昼休みを一緒に過ごす必要はないと思います。そんな事を気にするより、昼寝をして午後からも集中して仕事をできる方が、よっぽど職場の人もありがたいと思ってくれるのではないでしょうか。

仕事の日に朝散歩と昼寝をすることで、仕事がしやすくなると私は感じました。メンタル疾患がある人もない人も関係なく、すべての人にとって仕事を長く続けるために、朝散歩と昼寝のセットはとても効果があることだと考えています。

○メンタル疾患があれば人と関わらない仕事の方が良いのか?

「メンタル疾患がある人は、人と関わることのないネットを使った仕事をした方が楽に生きられる。ネットで稼ぐのは簡単」というような情報をよく目にします。確かに人との関係がストレスとなりメンタル疾患を悪化させるのなら、ネットを使ってひとりで稼ぐ方法もありだとは思います。

実際に私もひとりでお金を稼いでみようと思い、ブログや物販やせどりなどをした経験があります。しかし、頑張ってもどれも利益にはなりませんでした。利益どころか逆に赤字になったこともあります。やってみて感じたのは、ネットで稼ぐことはそんなに甘いものではないということ。私に才能がなく、上手にできなかったのが理由かもしれませんが、ネットを使った仕事に関連した本を何冊も買って読み、時間もかけてやった結果うまくいかなかったのです。才能がある人はそれらで稼ぐことができるのかもしれません。しかし、普通の人はそうはいかないと思います。

また、人とまったく関わらず、自宅でひとりきりでずっとパソコンを見ながら働くことは、決してメンタルに良いことではないと感じました。人と関わらず、ずっとひとりでいることは本当に寂しいことです。私は寂しくて仕方ありませんでした。人と関わるとストレスになるからひとりで仕事をする、という考え方は私の場合は間違っていました。

ひとりでネットを使って稼ぐことができて、それが自分に合っていると感じることができる人はそれで良いと思います。しかし、メンタル疾患が理由で人と関わらない仕事をするために、ネットを使った仕事を選択するのはどうなのかなと私は思います。

人と関わらなければメンタルが安定するかと言えば、そうではありません。人と適度に繋がりながら仕事をすることが、メンタルを安定させるために大切なことだと思うのです。みなさんもご存知だと思いますが、「マズローの欲求5段階説」というものがあります。この説の詳しい説明は省略しますが、この欲求段階の中に「社会的欲求」と「承認欲求」というものがあります。簡単に言えば、他者と繋がりたい、そして他者に認められたいという人が自然に感じる欲求があるということ。孤独では、その欲求は満たされません。

メンタル疾患を持つ人が組織に属しながら働くことは本当に大変なことだと思います。だからと言ってすぐ孤独にネットを使った仕事を選択するのは浅はかです。ネットを使った仕事を否定するつもりはありません。ネットを使った仕事をするにしても、どうすれば人と適度な距離感を保った状態で仕事をしていけるかを考えることが大切だと私は感じました。答えは人それぞれ違うと思います。試行錯誤しながら自分なりの答えを見つけていく必要がある、と私は思います。

○第4章まとめ

1. 朝ごはんを食べずに仕事に行くことは、ガソリンがしっかり入っていない状態で、長距離ドライブをしようとするようなもの。
2. 規則正しい生活が生活の質を上げ、仕事のしやすさにも繋がる。
3. 職場にカミングアウトしていると仕事がしやすい。しっかり上司とコミュニケーションをとり、体調の報告などもして信頼関係を構築しておくことが大切。
4. 少し低めに目標設定をして安定したパフォーマンスを維持すること。
5. 朝散歩と昼寝のセットをすると、仕事で無駄に疲れなくなる。
6. 自分に合った働き方ができて、自分が楽でいられる適度な距離感で人と繋がりながら働くことができれば最高。

第5章　再発サインに気づき予防する

○脳が感じる不快感は「休め」のサイン

今の自分の脳の状態が良い状態なのか、少し休息が必要な状態なのかを見極める個人的なサインとして、「脳全体の表面辺りに感じるチリチリ」した感覚があります。他の人とは感じる感覚や表現の仕方は違うかもしれませんが、私の場合は睡眠の深さの変化と同じくらい重要な感覚であり、無理するなのサインなのです。この「脳全体の表面辺りに感じるチリチリ」した感覚は、感じ始めるとなかなか取れません。なくなるまで数日かかります。これを感じた時に無理すると、次第に脳の中央辺りが重だるくなってきます。そして悪化してくると、脳全体が石ころのように硬くなったような感覚となりひどい頭痛がし始め、うつ状態へ移行していくことが多かったように思います。頭痛薬を内服すると少し楽になるようにも感じますが、しっかり休息をとらなければなくなりません。それも数日かかります。

数日してこの感覚が軽くなってくると、「今回は乗り越えることができた」と安心するのです。この感覚が出始める前に、無理せず自分を抑えることを心掛ける必要があると思いますが、仕事での疲れやちょっとしたストレスで感じ始めることがあります。

以前の私はこのような脳の感覚など気にもせず、とにかく今やらなければならないことを徹底的にやって家に帰ってお酒を飲んで寝るんだ、と突っ走っていたように思います。そしてどんどん脳の状態は悪化していき、うつ状態に移行してしまっていました。

以前の私と比べて少し成長したなと思うのは、自分の少しの調子の変化に気づけるようになったこと。今では体のちょっとした違和感に敏感になりました。頭痛だけでなく、夜間目が覚めることが増えたとか、楽しいとか嬉しいという感覚を感じにくくなり思考がネガティブになっているとか、作り笑顔が増えたなどのちょっとした変化を感じ取ることができるようになりました。このような体の調子の変化は、私の脳が、「このまま突っ走っちゃうとうつになるよ」と私に教えてくれているのだと今では思っています。ロボットみたいに常に一定の状態でいたいのですが、人間なのでそれはなかなか難しいことだと思います。

とにかく体の調子の変化や何か違和感を覚え始めたときは、やるべきことは最低限にして家族にも相談して理解してもらった上で、早めに寝ることが大切だと思っています。場合によっては、職場に相談して、悪化する前に予防的に休みをもらうのも考えてみていいのではないでしょうか。長期間休まなくてはならなくなるよりいいと思います。数日間やるべきことは最低限にして無理せず過ごすと、症状は消えて楽になることが多いです。あくまでこれは私の感覚なので、みなさんの感覚とは違うかもしれませんから、参考になればという程度です。

○ブログ＝認知行動療法

ブログやツイッターを始めて自分の考えを文章にすることで、頭の中が整理されるようになったと感じています。以前の私はなんとなく頭の中でモヤモヤして、自分が悩んでいることがはっきりせずに、何か漠然とした不安を感じているという状態が多かったように思います。そのような状態だと、なかなか前に進めなかったように感じます。

主治医から認知行動療法を受けてみてはどうかと提案され、しばらく通ってみたことがあります。認知行動療法とは、簡単に言えば自分の認知のゆがみ・変なクセを理解し修正していくもの。数回通ったのですが、お金がかかったので通うのは止め、本を買って自分でやってみようと思いました。しかし、認知行動療法は効果があるのかもしれなかったのですが、それを続けることがなんとなく自分には合っていないように感じました。正直に言うと、面倒くさかった。義務的なトレーニングとしてやらなければと負担を感じてしまい、途中で止めました。

ブログを書いたりツイッターでつぶやくことは、認知行動療法とは違うものだと思いますが、私が個人的に感じるのは、得る効果は少し似ているかなということです。自分の考えを文字や言葉にすること。自分の思うように楽しみながら考えを文章化し読んでみると、自分はこんな考えを持っているのか、この時はこう思っていたんだな、などと振り返ることができます。

ブログやツイッターを続けることは楽しいですし、頭の中の整理ができるため、漠然とした不安を感じることや、何に悩んでいるのか分からないけれど、とにかく何かに悩んでいる、というような状態は少なくなったように感じます。ブログを書いたりツイッターでつぶやくことは、私にとっての認知行動療法なのかもしれません。

○手帳を使った体調管理

朝起きたらすぐに必ずすることがあります。それは睡眠状態がどうだったのか、まいるかを手帳に書くことです。どのように書くのか。ちなみに、今朝はどうだったかというと……。

①睡眠時間　22：30～6：00（布団に入った時間と、起きた時間）

②睡眠の質　90点（100点満点で評価）

③寝起きの気分　+1（-5～+5で評価）

※私の基準は、「-5」は完全なうつ状態であり、布団から起き上がれず仕事どころではない状態です。逆に、「+5」は周りの人に迷惑をかけるほどの超ハイテンションか、めちゃくちゃ感情的になり、怒りが爆発している状態です。ちなみに「0」は落ち着いている凪（なぎ）のような状態です。

④脳の状態　90%（0～100%で評価）

※昨日寝る前の脳の状態が、1日の疲れにより、70%まで低下していたとすれば、昨夜の睡眠により、90%まで回復したという評価です。100%まで回復すればいいのですが、それはなかなか難しいので、90%まで回復していれば、私の場合は良しとしています。また、私の場合は、いくら疲れても1日の終わりの脳の状態が、70%を下回らないようにしています。なぜかというと、70%以下になれば一晩寝てた起きた時の気分はどうか、脳の状態・体の状態が昨日と比べてどれだけ回復してい

も十分に回復せず、回復まで数日かかるため。あくまでこれは私の感覚です。

⑤体の状態　85％　（0～100％で評価）

※体の状態の回復も脳と同じように評価します。体も脳と同じで1日の終わりの体の状態が70％を下回らないようにします。やはり回復まで数日かかるためです。

朝、手帳に書くことは以上になります。これを始めて数年になりますが、自分の体調の経過が分かるため体調管理をしやすくなりました。ここ最近調子がいいとか、少し疲れが溜まっているから今日は無理せず過ごそうなどと考えることができるのです。始めたばかりの頃は少し面倒だと感じることもありましたが、今では習慣になっているのでこれが1日の始まりの当たり前になっています。この体調チェックを毎日書き込むことで、手帳の中の空白がどんどん埋まっていく楽しさもあります。

手帳には体調の管理だけでなく、今日1日やらなければならない事、今月中にする事、年間目標などを書き入れています。手帳を使うことで、体調の管理がしやすくなるだけでなく、自分自身の人生の管理もしやすくなるように感じています。

○運動習慣のついた私の脳と体の変化

運動習慣のついた私がどのように変化したのかをお話しします。現在、私は週2回（可能な時は3回）1回60分のウォーキング＋ジョギングを数年前から続けています。調子が悪い時は週1回になってしまうこともありますが、それでいいと思っています。また、筋トレも無理のない範囲でやっています。私は学生の頃、陸上やサッカーなどのクラブ活動をしていました。心は完全に文系ですが、体育会系のクラブに所属していたので運動することは元々好きでした。運動習慣を身につける大変さは、過去の運動習慣の有無と少し関係していると思います。過去に運動習慣のない人に比べれば、私の場合は習慣づけるのが楽だったのかもしれません。

なぜ私が運動習慣を身につけようと思ったのか？　それはやはり、もう病気で苦しみたくないという想いからでした。うつで休職している期間は本当に地獄でした。ひどい頭痛と抑うつ。不眠。頭はほぼ回っておらず、人との会話についていけずに、文字を読もうとしても右から左で頭に入ってこない。短期記憶力が著しく低下しており、トランプの神経衰弱などまったくできない。手先が常にしびれており指が震えてしまう。また光がとてもまぶしく感じてボーッとしてしまうなど。心が落ち着かず、些細なことでパニックになってしまうようなこともありました。

運動から少し話が逸れてしまいますが、パニックになった例を一つお話しします。脳外科の病院で画像検査を受けたいと思いMRIを撮りに行きました。しかし脳のMRIを撮る時は、ヘッドギアのような頭全体を隠す被り物を装着し、機械の中の暗く狭いスペースで長い時間じっとしていなければなりません。パニックになりやすくなっていた私は耐えられなくなり、開始数分でナースコールを押してしまいました。結局検査を受けることができず先生も検査技師も苦笑い。「迷惑をおかけしすみませんでした」とお詫びし、恥ずかしい思いをして病院を後にしたのでした。

結局、オープン型のMRIと言って、狭い所が苦手な人でも苦痛が少なく検査できるMRIを撮れる病院に行き、検査してもらったのですが、結果はまったく異常なしでした。「体にすごく力が入って緊張した状態が続いているために頭痛がするのでしょう」と医師から言われ、頭痛薬を処方してもらいました。検査ができたことと、私の脳は異常ないことが分かり、すごく安心したのを覚えています。

私はこのまま廃人のようになってしまうのではないかと、心の底から恐怖していたのです。しかし私ひとりが廃人になるならまだしも、家族を巻き込む訳にはいきませんでした。絶望していても何も始まらないし状況は変わらない。こうなったらダメ元で自分にできることを徹底的にやってみよう。それでダメならあきらめがつくと思うようになったのです。主治医から処方された薬は正しく内服していましたが、他に自分自身で努力できることはないかと始めたのが運動でした。

以前、脳は加齢と共に衰えていくだけと考えられていましたが、運動すると脳が活性化され脳が成長することが分かってきています。例えば、運動することで認知機能が強化されたり、記憶をつかさどっている部位である海馬（かいば）が大きくなるそうです。また「脳由来神経栄養因子（ＢＤＮＦ）」が脳の中で作られ、それが脳の神経細胞の成長や維持、再生を促進するのです。つまり、運動すれば体を鍛えることができるだけでなく、脳も鍛えることができるというのです。脳を強化する運動は有酸素運動だけでなく、筋トレでも同じような効果を得ることができることも明らかになってきています。

運動習慣のついた私が今感じること

①体力がつき、脳も体も疲れにくくなってきた。
②記憶力が改善し、ほぼ元に戻った。
③文字も普通に読めるようになった。

④とてもまぶしく感じていた光が、まぶしいと感じなくなった。
⑤頭痛がほぼなくなった。
⑥眠剤がなくても夜眠れるようになった。
⑦手先のしびれがなくなった。
⑧パニック発作がなくなった。
⑨簡単にうつ状態にならなくなった。
⑩生きる希望が自然に湧いてくるようになった。
⑪体重が減った。抗精神病薬は代謝機能を落とすので、体重が増えやすくなってしまいます。私もなかなか体重が落ちませんでしたが、元の体型に戻りました。

もしかすると、私の体の変化で感じることは、単に運動習慣がついたことだけでなく、休職期間に少し薬の調整が入ったので、その薬の変化に体が慣れてきたことも多少は影響しているかもしれません。双極症だけでなく、すべてのメンタル疾患に運動療法は有効であるということが分かっています。医者や薬に頼るだけでなく、自分で病気の再発を予防するんだという意識を強く持たなければ、メンタル疾患を抱える人が健康で幸せに生きるのは難しいのでないかと私は感じています。運動習慣を身につけた私は、以前の私とは比べものにならない程、脳も体もたくましくなっています。

○軽躁で飛ばし過ぎると大変なことに

私の持病である双極症Ⅱ型は、基本的にはうつ状態が長く続くため、うつで苦しむことが多いのが特徴です。しかし、注意しなければならないのは軽躁。私の場合はうつがやや強めです。気分安定薬として、ラミクタール（元々は「てんかん」を抑える薬です。脳の過活動を抑える薬と考えて良いと思います）を内服し、自分でも気分を安定させるために日頃からエネルギーの使い方に注意しながら生活をしています。

私がうつ状態になる時は、無理をし過ぎて脳のエネルギーが切れてしまいうつ状態になることが多いです。一気にエネルギーを出し過ぎてはいけないのです。しかし、意に反して一気にエネルギーを出さざるを得ない時もあります。例えば、仕事が忙しい日は普段より集中しなければならず、エネルギーを出さざるを得ない状況もあります。これは仕方のないことであり、自分ではコントロールできないことなので、あきらめなければなりません。

自分でコントロールしなければならないのが軽躁です。しかし、この軽躁の見極めは非常に難しい。なぜなら、本人は調子が良い状態と勘違いしてしまうからです。また、軽躁では他者に迷惑をかける程の問題行動はあまり起こりません。頭の回転がとても良くなっており、疲れにくい状態になっているため仕事をどんどんしようとします。色々なアイデアも浮かんできて、休みの日も活動的になってしまうのです。そのため、職場の人は、「あいつやる気があるな。調子が良いな」と思ってしまい、上司がどんどん仕事を振ってくることもあります。

以前の私は軽躁の波にまんまと乗ってしまい、気づかぬうちにエネルギーを使い果たして、うつ状態に移行してしまうことが多かったのです。軽躁の時に職場の飲み会などがあると最悪です。楽しくなり過ぎて調子に乗ってしまい、自制が利かずにそのまま翌日エネルギー切れになることがあり、それがうつ状態に繋がってしまうことがありました。

軽躁には注意しなければならないのです。とにかく自分では気づきにくい。もし身近な人が自分を客観的に見てくれる環境であれば、軽躁だと気づいて指摘してもらうことも有効だと思います。私の場合は妻にチェックをしてもらっています。軽躁の時は色々な考えが浮かんできますし、ストップが利きにくい状態になっているので何か重要なことを判断する場合、「その判断は本当に正しいのか?」と常に自問しなければなりません。例えば、退職や離婚を決断するであるとか、高額な商品を購入しようとするなどは本当に注意しなければなりません。軽躁状態の時に色々重要なことを決断すると、後で取り返しのつかない問題が起こることはよくあることなのです。

また、軽躁の時は感情が高ぶってしまうこともあります。攻撃的になってしまうことがあるのです。運転中に追い越し車線を走る頻度が増えたり、職場の人や家族のちょっとした言動にイライラしてしまったりする時は、トラブルになってしまうこともあるため注意しなければなりません。

うつの時は自分がつらいので気づきやすいのですが、軽躁の見極めは本当に難しいです。日頃から今の自分は軽躁ではないかと客観的に自分をチェックしながら生活をすることが、双極症と付き合う重要なポイントだと言えます。

○ほぼアル中だった私が断酒に成功した理由

私が断酒に成功した理由についてお話ししたいと思います。断酒して数年になります。大人になると同時にお酒を飲み始めたので、飲酒歴は約20年です。ほぼ毎日お酒を飲んでいたのですが、その量が増えたのは看護師になり交替制勤務を始めてからだと思います。睡眠が不規則になり、夜なかなか寝つけなくなったため、お酒の力を借りて寝ようとしていたことが理由の一つです。そして、ストレスも大きな理由です。寝る前にもお酒を飲み、夜勤明けや休みの日の日中もお酒を飲む。休肝日なし。常に体の中にアルコールがあり続けるような状態だったと思います。

私は、コンビニで買ったアルコール度数9％の缶チューハイ500㎖を飲むことが多かったのですが、おいしいと思って飲んでいるのではありませんでした。元々そんなにビールや焼酎がおいしいとか感じることはなかったのですが、おいしさを求めるのではなく体がアルコールを求めていたような状態でした。1日1本飲んでいたのですが、次第に1日2本になっていきます。1本では酔わなくなってくるというか、酔ってもすぐに酔いが覚めていくような感覚で、1本では足らなくなっていきました。そのため本数がどんどん増えていくのでした。当時の私はまさにアルコール中毒だったのだろうと思います。アルコール中毒の看護師。そんな看護師に患者さんは看病して欲しいと思いませんよね。

そして、本題のそんな私が断酒をした理由です。ご存じの通り私は薬を内服していますす。私の薬はうつを防ぐために常に血液の中で薬が一定の濃度を保っていなければ効果が得られません。お酒を飲むと、アルコールにより血液濃度が不安定になってしまうのです。そのため、薬の適切な効果が得られなくなり、うつを再発する可能性が高くなります。また、睡眠の質が落ちます。

お酒を飲むと眠くなるため、朝までよく眠れるのかなと思いきや、夜中に目が覚めてしまい、朝まで眠れないことがよくありました。双極症の人はお酒を控えた方がいいと思います。少量ならいいのではないかとも思うこともありましたが、やはりアルコールは良くない。私には家族がいます。うつの再発は何としても予防したい。

断酒を開始して間もない頃は、スーパーやコンビニのお酒のコーナーを見ると、いいなという想いが強くなり、ちょっとだけならという甘えから、アルコール度数3～5％のチューハイ350ml程度を飲んだりすることもありました。そんなことをしながらもお酒の量を減らしていく過程で、次第にお酒のコーナーを見てもお酒が欲しいなという感覚がなくなっていきました。

時間はかかりましたが、今ではお酒のコーナーの前を通ってもなんとも感じません。体がアルコールを欲しなくなったのです。ついに私はアルコール中毒から脱することに成功しました。お酒を飲まなくなってから体重が減りました。また、体のだるさをずっと感じながら生活していましたが、それがなくなったようにも感じます。そして夜の睡眠の質が上がりました。朝起きるとスッキリと目覚める頻度が多くなりました。そして気分のムラが減ったように感じます。アルコールに頼らなければ生活できなかった甘ったれた自分から私は卒業することができたのです。

○今の私に最も必要な「レジリエンス」

「レジリエンス（resilience）」という言葉をご存じでしょうか。「復元力、回復力、弾力」などと訳される言葉であり、困難な状況であっても、しなやかに適応して生き延びる力という意味なのだそうです。双極症を持つ私にとっては、とても興味深い言葉です。弾力のあるゴムボールのような感じをイメージします。押さえるとへこみますが、すぐに元の丸い状態に戻ります。ストレスが強すぎると当然破裂してしまいますが、ちょっとくらいのストレスならすぐに元の状態に戻せてしまう。

以前の私は環境になかなか適応できずストレスを溜め込んでいました。考え方も凝り固まっていて不器用。そしてストレスに弱い。「ガラスのハートだよね」と言われたこともあります。簡単に壊れちゃう。ストレスを受け流すことができず、溜め込んでしまい脳疲労が強くなり、うつになってしまう状態でした。本当に柔軟性に欠ける考え方をしてきたと思います。それでも、頑固で自分の意見を押し通すような生き方が正しいようにも思っていました。頑固で何が悪い、自分は間違っていないというような（笑）。しかし、それでは世の中を生きていけないことに、なかなか気づくことができなかった私なのでした。

どんなストレスに対しても柔軟に対応でき、流すところはサラッと流す。自分の伝えたいことも相手を傷つけないような柔らかな言葉で無理せず伝えることができる。自分で何でもやろうとするのでなく、人に甘えられるようになること。そして嫌だなと思ったことをいつまでも引きずるのではなく、寝たらサッパリと忘れて次の日には爽やかな気持ちで一日をスタートすることができる。こんな生き方ができたら生きるのが楽だろうし、楽しく毎日を過ごせると思います。今の私はまだまだレジリエンスという言葉からは、ほど遠いのかなと思うのですが、今はその練習中。私もしなやかに生きることができるようになりたい。今の私にとって一番必要なのが、このレジリエンスなのだと思います。

私はとても繊細で敏感なので、細かな事を感じないようにするのはこれからもできないかもしれない。とにかくアンテナが敏感な体質です。それは仕方がないし、受け入れるしかない。しかし、考え方の修正はできるようになると思っています。小さな事を考えてもすぐに受け流すことができるようになるには、考え方のクセを修正する必要があります。

私にとっての考え方の修正方法は、ブログやツイッターで自分の思考を文字にして、客観的に自分を見るという方法です。そして規則正しい生活を続け、運動習慣をつけたり、家でのんびり過ごす時間を多めに作るなど生活上の工夫も必要だと思います。

自分自身が強くなることも大切なのでしょうが、強くなることよりも、しなやかな生き方を身につけることの方が重要なのかもしれません。

○健康的な生活を徹底して再発予防をする

うつ改善や予防のために効果があることは何かを、私は常に考えています。そして少しでも興味があることはすぐに実践してみるということを心掛けています。現在は、栄養の分野でできることはないだろうかと色々と本を読み、普段の食事だけでは摂取しにくい鉄やビタミン、フィッシュオイルのサプリやプロテインなどを飲んでいます。甘いものやお菓子は極力控えています。しかし、疲れている時などは無性に食べたくなって、それを我慢するとストレスになるので、少しくらいは良しとしています。朝はうつには欠かせないバナナを食べ、肉や魚や野菜をしっかりと摂るようにしています。また定期的に運動をして、睡眠もしっかりとるようにしています。

うつ予防に何が良いのかを徹底的に調べ、自分に取り入れることができる事はできるだけ取り入れて実践する。正直、うつに何がどれだけ効いているかはっきりは分かりませんが、すべての事が少しずつ効いていると思ってやっています。うつを改善し予防するためには、健康的な体作りをすることが最も大切なことだと思っています。

薬に頼り切りでは、私の場合うつは改善しなかったのです。

健康的な生活を意識していると、前向きになれるというか日々のモチベーションが上がります。健康的な生活を続けることができている自分にも自信がついてきます。自分にできることは何でもやっていくという積極的な姿勢が、うつを予防するには大切なことだと思っています。それに健康的な生活はうつ予防に良いだけではなく、アンチエイジングにもなるし、様々な病気も予防できるのです。

うつを改善したり予防するために薬も多少は効果があるのでしょう。しかし、薬では健康にはなれません。自分の健康は薬ではなく、自分自身の力で作り上げていくものだと思います。

私は看護師としてハイストレスで不規則な仕事を続け、うつの再発を繰り返しました。今では不健康な生活をしながら薬を飲んでうつを防ぐということに違和感を覚えます。健康的な生活をして、それでダメなら薬の力を借りるべきなのではないでしょうか。うつになったとしても生活を見直して健康的な生活を送ることができれば、薬など必要なくなるのではないかとさえ思います。病気や症状によって人それぞれ違うのだと思いますが、不健康な生活から健康的な生活に生き方を変えれば、実際に薬が必要なくなる人はたくさんいるのだろうと思っています。

医者は生活を見直したとしてもうつになったのなら、薬は飲み続けた方が良いと言うだろうと思います。私もこれからも薬と付き合っていく方がいいのかもしれません。しかし心の中では、うつ再発予防のメインは健康的な生活で、あくまでも薬はその補助的な役割と考えています。薬がメインと捉えてしまっていては、うつは絶対に良くならないと私は思います。病気に振り回されるのはつらいし悲しいことです。幸せな人生は自分で作るしかないと思いますし、うつで苦しんだ過去があっても、自分の力で幸せになれるんだという強い想いを持って生きていきたいです。

○第5章まとめ

1. 脳の違和感を敏感に感じ取り、早めに休んで体調を整えよう。
2. 自分の考えている事を文章にすることで、頭の中が整理され、漠然とした悩みがなくなる。
3. 手帳を使って客観的に自分の体調を管理することが大切。
4. 運動習慣をつけると、体だけでなく脳を鍛えることもできる。
5. 今の自分が軽躁ではないかと、常にモニタリングすることを忘れない。
6. メンタル疾患のある人は、できるだけアルコールを控えた方が良い。

7. どんなストレスにも柔軟に対応できる、しなやかな生き方を身につけよう。
8. うつ治療の基本は健康的な生活で、薬は補助的なものと考えよう。

第6章　自分自身を知る

○調子が良い時ほど要注意

すごく調子が良く、とても頭が冴えたように感じる日が時々あります。スポーツ選手が「ゾーン」と呼ばれる極度の集中状態に入り、素晴らしい力を発揮することがありますが、私の場合なんとなくそれに近い感覚です。調子が良いと、仕事であればどんどん引き受けたり、1日しかない休みに遠出をしたり。多少無理をしても疲れたと感じにくくなっています。調子が良いというのは良いこと。

しかし、私にとっては要注意なことでもあります。調子が良いからといってエネルギーを使い過ぎると、エネルギーが枯渇しダウンしてしまうからです。昨日まであんなに調子が良かったのに、翌日には頭が回らない状態になってしまったことが何度もありました。調子が良いと、「今自分が無理している」ということを感じにくいです。すごく調子が良い時は120％の力が出るような感覚があります。そして、この状態はずっと続くものと勘違いしてしまいます。人は常に100％では生きられないことを分かっていても、なぜかこの状態がずっと続くと錯覚してしまうのです。

エネルギーは無限ではありません。常に100%を出し続けるとエネルギーはいつか切れてしまうため、大切に使っていく必要があります。今自分は調子が良いなと感じても、できるだけ抑える。調子が良い状態がいつまでも続く訳ではないので、それを計算して仕事を引き受ける。リフレッシュするのは大切ですが、1日しかない休みは無理せず心と身体を休める。エネルギーを一時的に多く出さなければならない時があったなら、少し休んでエネルギーを補給しなければならないと思います。物事を継続していくためには、常に自分を客観的に見ながらエネルギーを出していくことが、とても大切だと思っています。

○人間関係にエネルギーの使い過ぎ

一生懸命生きてもなぜかうまく生きられない、とずっと感じてきました。他の人に負けないくらい頑張っても、うつになって仕事を続けることができなかった。なぜ自分はそうなるのか。その大きな理由の一つに、人間関係にとてつもなくエネルギーを使ってしまっていることがあると思います。組織の一員として働く場合、同僚や上司との人間関係は必ず発生します。足並みを揃えること、空気を読むこと、その日の同僚の機嫌の良し悪しなど様々なことを私は必要以上に考えてしまいます。職場の人に何か頼み事をするのにも、ものすごく気を使ってしまい、結局頼めずに自分で抱えてしまうことが度々ありました。

「本当はこの仕事をあの人に頼みたいけど、忙しそうだしな。頼んだら相手は嫌な思いするかな。でもこの仕事を頼まないと自分がしんどくなるし。どうしよう…」

と延々と悩み、結局自分でやることになって、自分が苦しくなっていました。

最近よく耳にするようになったのがHSP（ハイリー・センシティブ・パーソン）という言葉。5人に1人がこのHSPなのだそうです。まさに私はこの繊細さん。HSP気質の人は様々なことに敏感で感受性が豊かなので、空気を読んだりする能力がとても高いです。他の人では気づかないようなことに気づけたり、物事をとても深く考えることができたり、とても細かな配慮や声掛けができたりもします。このHSPという能力はうまく活かすことができれば、本当に素晴らしい才能だと思います。この才能を活かして活躍されている有名な方はたくさんいます。

私は看護師としてHSPの能力をうまく発揮できたのか？　患者さんやご家族へのとても細かな配慮のある関わりをすることができました。同僚が何か困っている事はないかと常に周りのサポートをしようとしていました。仕事ぶりは評価をしてもらえましたし、ＨＳＰ気質は私にとってはすごく強みとなりました。しかし、良いことばかりではありませんでした。他の人がさらっと済ませてしまう内容の仕事が、なぜそうなのか、本当にこれで合っているのか、もっと深く考える必要があるのではないかなどと私は考えてしまいます。他の人があっと言う間に処理してしまうことが私にはとても時間とエネルギーがかかってしまい、とても疲れてしまうのです。

看護師という仕事柄、短い時間にたくさんの事を判断していく必要がありますし、職場内の人間関係はとても密になります。人間関係にエネルギーを使い過ぎて、いつも私はくたくたで疲れ果てていました。「嫌われる勇気」という本の中で、哲人は青年に対し、アドラー心理学における人間の悩みの本質的な問題は、「対人関係の悩み」だということを語っています。前述したように、人間のエネルギーは無限ではなく有限です。無駄にエネルギーを使うことは本当にもったいないことだと思います。自分の持っているエネルギーを自分のしたいこと、すべきことに使うのが大切なんだろうなと思っています。

では、どうすれば人間関係にエネルギーを無駄に使わなくて済むのでしょうか？やはり仕事での人間関係は割り切ったものにした方がいいのだと思います。また、一部の人に嫌われても、自分のことを本当に理解してくれる人が数人いたらいいのだと思います。これらの話はよく聞きますよね。ですが、私の場合、それができないから苦しんだのです。割り切れと言われても割り切れないし、人からは嫌われたくない。あの人に嫌われているのではないかと考えるだけで頭が痛くなります。難しい人間ですよね。後で詳しく述べますが、結局私は独立起業という道を選ぶことになりました。

○「怒り」のコントロールがいかに大切か

みなさんは怒りが込み上げてくることはありますか？　正直、私は時々あります。怒るまではいかなくてもイライラしてしまうことがよくあります。私の場合、怒りの感情が強くなった時やイライラしてしまったりすると、とても脳が疲れます。怒りやイライラの感情はものすごく脳のエネルギーを消耗してしまうのだろうと思います。

経験上、疲れが溜まっていると、感情のコントロールが難しくなり不安定になりやすいです。体調が良い時なら、こんなことでイライラしないはずなのに、体調の悪い時や疲れている時は、ちょっとしたことで怒りの感情が抑えられなくなることがあります。怒りの感情が高まってしまうと、溜まっていた疲れに怒りによる脳のエネルギーの消耗が加わり、過去にはそのままうつ傾向になってしまったこともあります。

双極症の私は気分の波を抑えるために、今はラミクタールという気分安定薬を内服しています。薬を飲んで、ある程度気分の波は落ち着くのですが、やはり疲れやストレスが加わると、感情は不安定になりやすくなってしまいます。うつを予防するために、ちょっとしたことでイライラしないことが大切だと思っています。

怒りの感情への対策としては、まずできるだけ疲れを溜めないこと。仕事で連勤が続くなどして疲れが溜まるのは仕方がないとは思います。ですが、抜けるところはできるだけ抜くようにしています。次に、あまり考え過ぎないこと。それができないから困っているという話なのですが、できないにしてもこの言葉を常に心の片隅に置いておくだけでも違うと思っています。それから、自分にとってストレスになりそうなことで回避できるものは回避する。逃げてはいけない事は当然あると思いますが、避けても問題ない事であれば避けた方が良いと思います。例えば、面倒な人間関係などです。お酒を控えることも大切です。お酒を飲むと気分がハイになり、怒りの感情の抑えが利かなくなることがあります。お酒でストレス発散する人もいると思うので、うまくお酒と付き合うことが大切だと思います。最後は、規則正しい生活をすること。仕事柄、それが難しい場合もあるでしょうが、生活リズムを整えることで気分が安定することはもうよく知られた事実です。私も不規則な勤務をしていた頃は、怒りの感情の抑えが利きにくいのを感じていました。

私自身、怒りの感情で失敗したことは数多くあります。怒りの感情が抑えられないと他者を傷つけてしまう可能性もあります。また、怒りの感情による脳へのダメージは凄まじいものがあるので、そのままうつになってしまう可能性があることをしっかり認識しておかねばならないと思います。

○感情を抑えようとし過ぎても苦しくなる

気分をコントロールすることは大切です。できるだけ気分を安定した状態に保つことがうつ病や双極症をコントロールするためには必要なことです。しかし、それは湧いてくる感情を押し殺すことではありません。私は、気分をコントロールすることは、感情を押し殺すことだと思っていた時期が長くありました。ネガティブな感情や怒りの感情など負の感情が湧いてこないようにしなければならない。そんな事を感じないようにしなければいけない。それが病気をコントロールするためには大切なことなんだと。しかし、気分安定薬を内服したり、生活を整えるなどの工夫をしたとしても、どうしても負の感情は湧いてきてしまうのです。

結局、私が行き着いた答えは、湧いてきた負の感情は受け入れてしまっていいということ。自分が感じる感情は病気など関係ないと思うようになりました。病気とは関係ない私自身が自然に感じる感情。その感情を押し殺してしまおうとするのは、自分を傷つけることなのではないかと思うようになったのです。自分が感じる感情は大切にしていい。負の感情が湧いてきたからといって、誰かに迷惑をかける訳ではありません。負の感情が湧いてきた時に、「私は今、嫌な気持ちなんだな。でも別にそう感じてもいいよ」と自分を認めてやること。それで良いと思うのです。

確かに病気をコントロールするためには、気分をコントロールする必要はあります。でも気分と湧いてくる感情は違う。双極症の治療のために気分安定薬を内服し始めて感じるのは、落ち込むことが減りますが、楽しいや嬉しいという感情も抑え込まれてしまっているということです。治療のためとは言え、とても寂しいことです。今では、それは受け入れるしかないと思えるようになりました。しかし、気分安定薬を内服していたとしても感情は湧いてきます。その湧いてきた感情を大切にすることも私は重要なことだと思っています。感情を爆発させることは気分を不安定にすると思うので避けた方が良いと思いますが、湧いてくる感情を素直に認めて受け入れてやること、自分の感情をじっくりと味わってみることが、気分の安定に繋がっていくのではないかと思います。

○自分の適性を見極める大切さ

うつを繰り返しながら考えざるを得なかったことが、自分の適性についてということでした。私はとにかくカッコいいナースマンになりたかった。医療や看護の知識を身につけたいという想いを強く持っていて、少しでも成長したいと思っていました。それは良いことなのですが、人の目もすごく意識していたように思います。自分の働いている姿を他者が見てどう思うか。仕事の内容、働く場所もナースマンならば大きな病院で、救急などの急性期で働くのが当たり前という考えを持っていたのです。男性看護師ならそういうイメージを持っている人が多いのではないかと思います。

しかし、男性看護師と言っても人それぞれ特徴は違います。性格も違うし長所も短所も違っている。だから男性看護師みんなが派手な急性期で働けるかと言えば、そうではないのです。私は急性期が勉強になるし好きでした。看護師ならば一度は急性期を学ぶことは非常に大切なことだと思っています。しかし、私の場合はそこで働き続けることはできませんでした。夜勤もあり不規則な仕事の仕方になるという理由が一番ですが、急性期は刺激が強すぎるということも理由です。

前述したように私はＨＳＰ気質であり、とても繊細な性格です。アンテナが非常に敏感なのです。急性期は患者さんが急変することもありますし、急患がいつ来るか分かりません。緊急事態がいつ起こるか分からず、それが起きた時にすぐに対応できなければなりません。常に頭をフル回転させる必要があると感じました。アンテナの感度がとても強い私には急性期は刺激が強すぎたのが原因で、仕事を長続きさせることができなかったのではないかと思います。

そういう経験をしながら感じたのは、自分のしたい事と実際にできる事は違うということ。自分の適性をしっかりと考えることが、自分らしく生きていくために大切なことだと思うようになりました。私は看護師として様々な現場で働いてきました。そして今思うのは、ゆっくりと高齢者の方々と関われる介護分野での看護師の仕事が、一番自分には合っているのではないかということ。介護分野で働き始めたばかりの頃は、自分は一体何をやっているのだろう、私の本当の居場所はここではないはずだという思いを持つこともありました。しかし、高齢者の方々に癒やされている自分がいることに気づきました。また介護職の人々と、どんなケアをしたらいいのかを一緒に考えることの楽しさを感じるようになりました。

比較的のんびりとした仕事内容ですが、夜勤はありませんし、受ける刺激も丁度良いと感じます。何より自分が自分らしくいられるのです。みんなと笑い合いながら仕事をできることは本当に楽しいです。看護師として長く働くのなら、介護分野での仕事が自分には一番合っていると思います。

看護師の仕事は様々な分野があるので、その中から自分に合った場所で働くことができますが、一般の仕事はそうはいかないことが多いと思います。合わない職場に配属されたり、希望しない場所に転勤を命じられることもあります。そう考えれば、自分に合った場所で自分の得意を活かして働ける状況にある人は本当にごくわずかだと思います。私がＳＮＳで調査した結果、４割以上の人が「自分に合わない仕事を無理して続けている」と回答しました。しかし、自分の適性をしっかりと見極めて、仕事をそれに近づけていく努力をすることが、うつを予防して仕事を長続きさせることに繋がるでしょうし、幸せに仕事をしていくためには大切なことだと感じています。

○第6章まとめ

1. 調子が良い時に飛ばし過ぎるといつか倒れる。調子に乗らないように注意しよう。
2. 人間関係に無駄なエネルギーをいかに使わずに過ごせるかを考えよう。
3. 怒りの感情による脳へのダメージは大きく、そのままうつになることも。怒りの感情はある程度コントロールできる。
4. 湧いてくる感情は素直に認めて受け入れ、味わってみることが気分の安定に繋がる。

5．自分のしたい事と実際にできる事は違う。自分の適性を見極めて仕事を選ぶことが大切。

第7章　周りの人との関係

○病気になってからの自分自身の人間関係の変化

病気になってからの自分自身の人間関係がどう変化していったかを振り返ってみます。私自身の性格は比較的明るく穏やかな性格だと思います。しかし、周りにいるすべての人に気を配ろうとしたり、周囲の空気を敏感に感じ過ぎてしまう傾向があるのでとても疲れてしまいます。

体調が良いときはトラブルなくみんなと上手くコミュニケーションをとることができ、時には冗談の一つも交えながら楽しく話をすることができます。うつ症状が出始め調子が悪くなってくると、明るかった私は次第に口数も少なくなり、今まで楽しいとか面白いと感じていたことに対して、そう感じることができなくなってしまうのです。苦しくなってきても、周囲の人には調子が悪いことを知られたくないと思い、必死に作り笑顔をしたり、心から面白いと思えないにも関わらず「面白いね」などと言ってしまっていました。

ですが、やはり周りの人も私と同じ医療関係者なので人の変化には敏感に気づきます。「最近、安井君元気ないよね」「大丈夫？」などの声をかけられることが次第に増えるようになります。そんな時、私は「大丈夫ですよ。少し疲れてるだけです」と必死で返事をしていました。私自身、他者への配慮をしたいと思うし、みんなと楽しい会話をしたいという想いはあるのですが、それができない自分を責めるようになり、申し訳ないという気持ちが強くなってくるのです。

頭痛などの症状が強くなってくると、その場にいるだけで精一杯な状態になっているので、周りの人もだんだん「あいつ、おかしい」という空気になってきて、次第に離れていく人もでてきます。しかし、私が倒れるまでずっと心配して声をかけてくれた人もいました。元気に振る舞えず申し訳ない気持ちと、本当にありがとうという気持ちでいっぱいでした。そして、その人達が心配して話を聞いてくれるのですが、うつ症状が強くなっている私はとても涙もろくなっていたため、話しながら涙を流してしまうこともよくありました。

元気に振る舞えなくなった私から、みんな離れていってしまうかなと思っていましたが、最後まで一緒にいてくれようとする人がいた。何度もうつを繰り返し倒れましたが、ありがたいことに離れていかない人も少なからずいることが分かりました。

しかし、ここからが私の問題なのです。以前の私はうつになって休職すると、プライドが傷つけられたような感覚になってしまい、「みんなに自分の気持ちが分かる訳ない」という思考になってしまっていました。そのため、もう誰とも会いたくないという想いになり、私の方から離れていったというか連絡を取らなくなってしまうという、心の弱さがありました。そのため復職という選択がなかなかできなかったのです。

今考えると、私はとても未熟でした。今同じ状況になれば復職という選択も当然考えますし、仮に退職したとして、職場の人が私と会うのを嫌でなければ、私は職場の人達とこれからも繋がっていきたいと思います。

○人との繋がりを大切にするかしないか

人との繋がりについて私が感じることをお話しします。私は、人のために生きるにはどうすればいいかを考えてきたにも関わらず、人との繋がりをさほど大切にしてこなかったのではないかと感じています。うつ状態になって休職する時、仲の良かった人達に申し訳ないという想いと、こんな状態になってしまった自分をもうその人達に見せたくないという想いになっていました。

前述したように、私には変なプライドがあって、なかなか復職を選択することができず、結果として退職し新しい環境に移ることを繰り返しました。また、こんな自分をもうみんな認めてくれないだろうとか、弱い自分を見せたくないという想いが強く、今までの職場の人達と連絡も取らずに会わないようにもしていました。悪気があってそうしている訳ではないのですが、そうでもしないとその時の私は前に進めなかったのです。

しかし、そんな生き方をしていた私は、結果として正しい方向へは進むことができなかったように思います。今考えると、自分勝手だったように感じています。職場の人だけでなく、身内に対しても私は卑屈に感じていました。こんなことになってしまい、申し訳ない気持ちでいっぱい。でも、素直になれない私。今までの職場の人にも身内にも心配をかけ、本当に申し訳なく感じています。

最後の職場に入職するときに、初めて自分の病気のことを伝えて、採用して頂いたのですが、その時に初めて第三者に自分の本当の過去を話しました。それで、ようやく自分が解放されたような感覚になりました。それまでの私は、何重にも殻を被っていたように思います。とにかく自分の本当の姿をさらけ出すということに、ただただ怯えていました。さらけ出したといっても職場の人のほんの一部なのですが、働いている感覚は、それまでの私とはまったく違って変な力が入っていない状態でした。

「仕事できているし、別にもうどうでもいいや」くらいの気持ちで仕事をすることができるようになったのです。

嫌な事ももちろんありましたが、本当に楽になりました。自分をさらけ出した結果、人との繋がりが楽しいものと感じることができるようになりました。人と素直に語らい、自然に笑い合えるようになったと思うのです。

以前の私が昔の職場の人々とバッタリと出会えば、たぶん隠れたでしょう。しかし、今の私が昔の職場の人々とバッタリと出会えば、「ほんとにご迷惑をおかけしてすみませんでした。今はなんとかやってます」と笑顔で話をすることができると思います。本当に自分勝手ですよね。家族との繋がりも、昔はギクシャクすることがよくありましたが、今は素直に思うことを話せるようになり、妻の話を素直に聞くこともできています。子ども達と楽しく過ごすこともできています。

○家族と過ごす時間を大切に

今の私は、家族との時間を大切にするようになりました。妻は仕事で忙しく、帰りは遅いことがよくあり、疲れもあってか時々イライラしていることがあります。以前の私は、そのイライラしている妻の姿を見て私もイライラしてしまい、険悪な雰囲気になることがありました。以前の私は、なぜそんな妻の姿を許すことができなかったのでしょうか。引っ越しや転職などの環境の変化、仕事へのストレスなど様々な理由があったのだと思います。妻への思いやりの気持ちをもっと持ち、ねぎらいの言葉の一つもかけてあげようなどと、以前の私では考えもしなかったことを今の私は考えるようになりました。少しだけ成長したのでしょうか。

妻も少し変わったように思います。トゲトゲしさがなくなり、丸みを帯びてきたというか優しくなりました。病気を持つ私を受け入れてくれるようになったように感じています。と言いながらも、家族で山の中にドライブに行ったことがあったのですが、途中で子どもが吐いてしまいました。その時、妻からこう言われました。

妻「運転、私が代わろうか？」

私は、まるで自分の運転のせいで、子どもが吐いたと言われたように感じ、

私「もういい。歩いて帰る」

と、車を降り歩いて帰ることにしたのです。そして、グーグルマップで家までの距離を調べると、なんと32㎞!!　何度か妻が車に乗ってと言ってきたのですが、頑固な私はそれを断り続けました。結局６時間かけて歩いて帰ることになったのです。今考えれば完全に躁状態です。翌日、左膝が腫れ、整形外科で水を抜いてもらいました。

まだ時々ケンカをすることはあるのですが、お互い言葉は選ぶようになったし、以前のように数日も引っ張るようなことはなくなりました。夫婦が本当の夫婦になっていくのには、それなりに時間がかかるのかなとも思います。一つの出来事にいちいちイライラしていると、心のエネルギーをとても消耗してしまいます。お互い完璧な人間ではないということを理解し、少しのことは許すことも大切なのでしょう。ケンカばかりしていた夫婦もようやく少し夫婦らしくなってきたように思います。

そして、子ども達。子ども達と過ごす時間をとても大切にするようになったと思います。以前の私は、家に帰っても仕事のことばかり考えてしまうような状態で、子どもと過ごす時間を大切にしていませんでした。子どもは本当に可愛いのに、最優先は仕事という考え方だったのですが、今では子どもが最優先になりました。よく考えれば当たり前なんですよね。家族との楽しい触れ合いの時間が、私の心を癒してくれる今日この頃です。

○両親との関係の変化

私はうつで苦しむようになるまで、両親との関係をあまり大切にしてこなかったように感じています。なんとなく自分勝手に生きてきたように思うし、かなり両親に依存していたようにも思います。うつで苦しむようになり、今までお世話になっていた両親に対して、病気を両親のせいにするような発言をするようになりました。「生まれてこなければよかった」などとすごく責めるような事を言ったこともあります。今思えば、大変申し訳ない気持ちです。

しかし、両親のせいにし続けていたり、甘えた気持ちを持っているうちは、問題は一向に前に進みませんでした。両親も高齢になり、いつまでも両親を責めるようなことをしてもダメだと少しずつ思うようになっていきました。両親も自分の子に責められるような事を言われて困っていただろうし、苦しんでいる子の姿を見るのは本当につらかったと思います。私の中で病気を克服して両親を安心させたいという気持ちが強くなっていきました。

私も親になりました。子育てとは別の様々な問題を抱えながら、子育てをしないといけません。答えもないので、試行錯誤しながら、子どもに関わっていかないといけません。自分が子育てをするようになり、本当に大変なことだなと感じました。私の両親も、こんな思いをしながら、必死に私を育ててくれようとしたのだと思います。今まで両親に対して色々思う事はあったけれど、感謝の気持ちと親の気持ちが分かるようになりました。

うつを克服するためには、精神的な自立が必要ではないかなと感じています。うつの期間はつらく、思考もネガティブになっていて正常な思考も困難になっている場合が多いと思うし、とても前向きな考えは浮かんでこないと思います。しかし、いつか親はいなくなり、親に甘えてはいられない時期がやってきます。いつかは自分の力で生きなければならない時が必ず来るのです。

すぐに実家から出て一人暮らしを始めないといけないというようなことではありません。経済的な部分で両親の支援を受けなければ生活できない人は多くいると思います。頼れるうちは頼っていいかもしれません。しかし、気持ちの部分では自立しないといけないと思います。自分の人生の責任は自分でとる。自分の人生に関わる重要な事については親に決めてもらうのではなくて、親の意見を参考にしつつも自分で最終決定する。

病気になったことを親のせいにしていたり、いつまでも親に甘えていたのでは、絶対に病気を克服することはできません。

私は両親から命をもらったことに今では感謝しています。この人生を大切に生きたい。うつで長く苦しんだかもしれないけれど、絶対に幸せな人生を歩みたい。私が病気を克服して幸せになることが、何よりも親孝行になるのではないかなと思っています。

○第７章まとめ

1．本当の自分の姿、自分の素直な気持ちをさらけ出すことは怖いと感じるかもしれないが、さらけ出した方が楽になれる。

2．ちょっとした事にいちいちイライラしていると、心のエネルギーをとても消耗してしまう。家族と言えど、完璧な人間ではないということを理解し、許し合うことが大切。

3．病気を親のせいにしていては前に進めない。親に依存するのではなく、精神的な自立をすることが病気を克服するためには大切。

最終章　うつを克服して生きる明るい未来

○ひとりで悩まず誰かに打ち明けてみよう

私は双極症の当事者団体で活動しています。この団体で活動を始めてから自分と同じ病気で悩んでいる当事者の人、またそのご家族とお会いしてお話しすることができるようになりました。この活動をすることで、私は今までひとりで悩んでいた事を家族以外に打ち明けることができましたし、悩んでいるのは私だけじゃなかったと感じることができるようになってとても楽になりました。双極症のうつ状態で私は長く苦しみました。しかし、周りに同じ病気を持つ人は誰もいませんでした。１００人に１人しかいないのでは、身近にいる可能性は低いですよね。母親と祖母は精神科病院で働いていましたし、私自身も看護師ですが、それでも精神疾患というのは自分とは関係ないというか、ほとんど知識がなかったというのが本音です。

看護師にも関わらず、消化器や呼吸器、循環器、脳血管疾患の病気などの目に見える疾患の治療はイメージが湧くのですが、メンタル疾患に関しては「考えすぎて病気になった」「メンタルが弱い」「心の病気」など、その程度の認識でしかなかったのです。脳血管疾患領域で長く勤務したにも関わらず、脳の病気と言われる双極症を知らなかったのです。

実際に私自身が病気の診断を受け、主治医から病気の事について説明を受けたり本を読んだりして病気の一般論は理解できたのですが、その病気を自分の事として認識することがとても難しかったように感じました。なんとなく他人事のような気がしてしまう自分がいました。主治医の説明や本で得た知識を自分の状況に照らし合わせることが難しかったのです。自分の病気はこうだと妻に説明してもなかなか理解してもらえませんでした。私が完全に双極症について理解できていないのに、妻に話したところで理解してもらえないのは仕方ないのかもしれないと感じました。

ひとりで悩み続けた私はもうこれでは前に進めないと思い、自分と同じ病気の人と話がしたいと、意を決して双極症当事者団体ＮＰＯ法人ノーチラス会の事務局に連絡をしてみました。ノーチラス会はテレビで紹介されていたことがあり、それを見ていて以前から知っていました。全国に支部があることが分かったのですが、私の住む地域にはその支部がありませんでした。こうなったら私の住む地域で支部を立ち上げるしかないと思い、本部の許可を得て広島支部の立ち上げをし、現在は広島支部の世話人としての活動をしています。

当事者会での活動を始めて良かったことは、長くひとりで悩んでいたことを家族以外の人に打ち明けることができるようになったことです。悩みに共感して下さる人がいたことで私は救われたような気持ちになれました。また、人によって病気の程度は違うけれど同じように双極症で苦しんでいる人の話を聞いて、私ひとりではなかったんだと感じることができました。薬の事や病気をコントロールするために、生活で工夫している事などの情報交換ができるようにもなりました。

この活動を通して私自身の病気の理解が深まり、病気と付き合う覚悟が少しずつできてきたようにも感じます。さらに、活動する私を妻に見てもらうことで、妻にも双極症について少し理解してもらうことができました。双極症があったとしても家族を守るために頑張っているということを、理解してもらうことができたように感じています。

仲間ができたことは私にとってすごく大きなことでした。病気を持っていたとしても強く生きることはできるし、幸せに生きることができると思えるようになったのです。

○我慢ばかりの人生なんてつらすぎる

うつの治療をしている時や再発を予防していく上で、生活の中の様々な部分に制限がかかってきます。薬を飲まないといけないとか、お酒を飲むのが良くない、規則正しい生活をするために夜ふかしをするのは良くないなどなど。「〜しないといけない」「〜してはいけない」ということがとても多くなってきます。

再発を防ぎ、病気とうまく付き合っていくためにはある程度は仕方ないことだとは思うのですが、我慢ばかりするのはストレスを溜めてしまうことになり良くないとも思うのです。修行僧のようにならないとうつを克服できないかと言えばそうではありません。私はうつを防ぐためにどうすればいいのかを色々調べて実践してきました。それは間違ってはいなかったと思っています。しかし、人にはできる限界があります。あまりに徹底的を意識し過ぎると、がんじがらめになって逆に生きにくさを感じるようになってしまうなと思いました。

うつを良くするには人生を楽しむことも大切だと思います。メンタル疾患になる人は、どちらかと言えば、真面目で責任感が強く、仕事熱心な人が多いのではないでしょうか。私自身も熱血でした。しかし、仕事の日も休みの日も仕事のことばかり考えており、仕事以外に趣味や楽しめる事がないなと感じていました。仕事から帰ったら家で楽しめるものもないので、ただ寝るだけのような状態でした。

大人になるにつれて、子どもの頃のようにワクワクする事や、楽しい事がどんどん減っていったように思います。大人になって感じるのは、私には生きる楽しみがないじゃないかということ。生きる楽しみがないなんて、本当に寂しいことだと思います。メンタル疾患治療のために生活の様々なところに制限がかかることが多いのに、生きる楽しみがないなんてつらすぎる。やはりそんな生き方は良くないと思います。

人それぞれワクワクする事や楽しい事は違うと思いますが、もしそういうものがあるのなら、それらを大切にした方がいいと思うのです。病気と付き合うためにある程度の制限はかかるけれど、我慢ばかりするのではなく、生活の中に小さな幸せを見つけていきたい。メンタル疾患があれば完全なストレスフリーとはいかないでしょうが、少しでもストレスを和らげる何かをたくさん持つこと。

今の私が楽しいと感じるのは、友人や知人と時々連絡をとって話をすること。天気の良い日にのんびり散歩をすること。その時に感じた事をSNSやブログで文字にすること。映画を見に行くこと。老人ホームで看護師バイトをしているのですが、高齢者と話すこと。高齢者の人々とお話しするのは、私にとってすごく癒しとなります。

何でもいいと思います。うつを予防することも大切ですが、人生を楽しむことも忘れてはならない。毎日をできるだけ楽しく。メンタル疾患があったら幸せを感じちゃいけない訳じゃない。人生を楽しんじゃいけない訳じゃないのです。

○双極症の人の素晴らしい能力

双極症の人は一般的に人に共感する能力が高く、人の気持ちを察することが得意であり、また社交性があるという話を聞いたことがあります。この話を聞いた時に、違和感なく私も同じだと感じました。子どもの頃から私はそういう性格だと思って生きてきました。とにかく人の気持ちに敏感でした。今あの人悩んでいるんじゃないかとか、困ってるんじゃないかなどと思ったら、声をかけるタイプでした。昔からそうだったし今も変わりません。そして社交性があるということに関しても、できるだけ場の雰囲気を良くしたいというサービス精神があるタイプです。

これらの能力は素晴らしい能力だと昔から感じていたし、看護師になってからもすごく役に立つと感じていました。患者さんやそのご家族の想いを察することや、その想いを傾聴する能力が看護師にはとても重要だと思うのですが、私にはそれが自然にできることでした。患者さんやご家族と話をする中で、入院生活で普段言えないような事を私に話してくれる人も多くおられたし、その日の担当看護師が私だと喜んでくだされる方も多くおられました。時には、患者さんやご家族と一緒に涙を流すこともありました。

患者家族だけではなく、同僚が忙しそうだなと感じたら声掛けして何か手伝えることはないかと考え、自分の仕事を調整しながら同僚の手伝いするなど、常に周りの人のことを考え続けようとしていたのです。看護師としてそれらの能力に長けているというのは、他者よりも優れた自分の長所だと感じていました。その能力を惜しみなく発揮しようとしていたし、同僚からも評価を得ていました。

それはそれで良い事なのですが、度が過ぎると非常にエネルギーを消耗してしまうのです。相手に共感したり気持ちを察することは素晴らしい事ですが、それをし過ぎると相手に引きずられるというか気持ちが入り過ぎてしまって、本当に自分がどうにかしてあげなくてはならないと感じてしまうのです。仕事が終わっても、仕事の事が頭から離れないことが度々ありました。

当時の私は、自分の事より他者の事を大事にしようとしていたと言っても過言ではないような状態だったのです。またそれが正解だとも思っていました。しかし、結局私はエネルギーを消耗し過ぎて心と体を思うように動かせなくなり、何度も倒れてしまうことになったのです。

共感力が高く、人の気持ちを察し、社交性があるという能力は大切です。ただ、自分自身も大切にしないといけないとも考えなければなりませんでした。他者も大事にするが自分自身も大事にする。要は、そのバランスを保つことが重要なのだと思います。そのためには人との距離を適度に保ち、感情も入れ過ぎないように注意する必要があります。

エネルギーを消耗して働けなくなっては元も子もないのです。大切なのは、能力をできるだけ一定にして発揮し続けなくてはならないこと。それができて初めて、他者を大切にし、自分も大切にすることができたと言えるのではないかと思います。双極症の人は素晴らしい能力を持っています。それを発揮し続けましょう。

○みんなで支え合う世の中

これからの日本は、みんなで助け合っていかないと成り立っていかなくなるのではないかと思います。自分だけが良ければ人のことは関係ないでは絶対に成り立っていかなくなるのです。出生率が低下しています。若い世代が減っているということは、増加する高齢者を支えるための負担が現役世代に重くのしかかるということです。それは仕方のないことだと思います。どうしようもないことなので、みんなでそれを助け合ってやっていくしかない。現役世代が総力戦でそれをやっていくしかないのです。

しかし、健康な現役世代ばかりでそれを担うのは、難しいのではないかとも思います。現役世代の中には健康な現役世代だけでなく、病気や障害を持っている現役世代もいます。病気や障害を持っている現役世代が、少し配慮があれば健康な現役世代と同じように働いて、健康な現役世代と同じように税金を納めることができるのに、何かの理由で働きにくさを感じ、働けず税金を納めることができないばかりか、失業手当や、場合によっては、障害年金や生活保護まで受給しなければならない状況があるとしたら。病気や障害を持っている人でも多様な働き方ができる世の中であれば、働くことができて税金を納めることができる人が実はたくさんいるのではないかと思います。

多様な働き方ができる世の中であるためには、制度的な問題だけでなく、多様な人を受け入れることができる世の中でないといけないし、みんなにそれを理解してもらわないといけません。病気や障害を持っている人を拒否するのではなく、そういう人達を受け入れて一緒に仕事をしていく。少しの配慮があれば、一緒に仕事をすることができる可能性があるのです。

病気や障害を持っている人もしっかりと働くことができれば、健康な現役世代の負担が少なくなるかもしれません。良い事ばかりじゃないですか。病気や障害がある人も、自分の特徴を理解してそれを相手に伝える。このような配慮をしてもらえたら一緒に働くことができますよと。それを一緒に働く人も理解して助け合って仕事をしていく。

自分と違うものを受け入れて、みんなで助け合い、支え合う世の中。病気や障害の有無は関係なく、自分とは違う多様な人達を受け入れ、助け合い、それぞれが自分の力を最大限発揮して、これからの日本を支えていくしかないと思うのです。

○つらい経験を明るく笑い飛ばせる日が来るまで

最近少し考えていることがあります。それは、うつで苦しんだ経験や病気や障害について何かを語るときに、私もそうなのですがどうしても真面目にしか話せなかったり、涙ながらに語ったり、それでいいとも思うのですが、時々なんとなくその場が暗い雰囲気になってしまうなということ。私も本当につらいどん底にいる時には、病気について話をしたくもなかったし、病気である自分をなかなか受け入れることもできませんでした。そのため日々の生活の中で心から笑うことなどまったくできませんでした。

ですが今の私は、自分の病気についてある程度受け入れることができています。双極症を語る時によく言われる「病気を飼いならす」という状態までは、まだ完全に到達していないと思いますが、病気とうまく付き合いながら社会生活を送ることができるようになってきたと感じています。私は双極症と一生付き合っていかなければなりません。双極症とおさらばできる日は来ないのです。以前はそれがとてもつらく受け入れることができなかったのですが、今ではようやく割り切ることができるようになりました。

現在、ブログやSNSで情報発信をしたり、当事者団体での活動を通じてみんなで一緒に楽しく語り合うことができるようになりました。活動をしていく過程で病気についての理解が深まり、受け入れや割り切りもできるようになってきたのかなと感じています。ひとりで病気と闘うのは限界があるように思います。こんな苦しい状況にあるのは世の中で私だけと本当に思っていましたが、そうではありませんでした。同じような病気で苦しんでいる人はたくさんいるし、その人達と話をすることで元気だけでなく知識や繋がりを得ることもできました。私の経験を語ることで、お役に立つこともできました。

「病気を持たない私」から「病気を持つ私」に変化することは、本を一冊読むくらいでできるようなたやすいことではありません。同じような病気を経験している様々な人と話をすることで、本を読むだけでは知り得ない知識や感覚を得ることができると思います。

私が以前書いていたブログのタイトルは『健康で幸せに生きる方法』でした。双極症という持病を抱えている時点で、健康ではないよね？と思われるかもしれません。しかし私にとっての「健康」は、「病気とうまく付き合いながら心と身体の健康を保つことができる」ことだと捉えています。次に「幸せ」についてですが、私は「他者とうまく関わりながら、楽しく社会生活を送ることができる」ことだと捉えています。幸せという感覚は、人との関わりの中で感じることができる感覚だと思っています。決してひとりきりでは感じることはできないものです。

ブログやSNSでまったく知らない人と楽しく関わるのも良し、当事者団体や家族会で実際に人と相対して楽しく話をするのも良し。とにかく、大切なのはひとりで悩まず誰かと話をしてみることだと思います。そして、どうせ人と関わるのだったら、つらい経験を明るく楽しく笑い飛ばすように話ができたら最高だなと思っています。病気とうまく付き合いながら、明るく楽しく生活を送ることができて初めて、病気を克服したと言えるのではないでしょうか。

○カウンセラーになりたい

今まで苦しい事がたくさんありましたが、私はうつを乗り越えることができたように感じています。この経験を、今もうつで苦しんでいる人々のお役に立てたいと思うようになりました。私が苦しかった時に、今の私のような存在が近くにいて欲しかった。不安な気持ちを聞いてくれる人。一緒に問題の解決策を考えてくれる人。そして、うつの克服に導いてくれる人。それが、私の仕事になればどんなに素晴らしいだろうかと思うようになったのです。私はしっかり話を聞けて、思いやりのある声掛けのできる人間になるにはどうすればいいか考えるようになりました。考えた結果、カウンセラーになればそれができるのではないかと思ったのです。

今の自分が取得できそうな資格を調べた結果、全国心理業連合会の認定する「プロフェッショナル心理カウンセラー（聴くプロ）」を取得することに決めました。この資格は社会人経験を重視する資格でした。今までの自分の経験を活かしたカウンセラー活動ができると思ったので、この資格を取得しようと思いました。資格を取得するのに最短で約1年かかりましたが、なんとか資格を取得することができました。

自分のことを知ってもらうためにどうしたらいいかを考えました。そのためには、ホームページは必要だなと思いました。その費用を作るため、自分の考えている事をできるだけ多くの人に知ってもらおうと思い、クラウドファンディングをすることにしたのです。しかし、クラウドファンディングをするには、自分の実名を公表しなくてはなりませんでした。それにはとても勇気がいりました。自分のつらかった過去は身内や親しい数人にしか明かしていませんでした。私の過去を知って、みんなどう思うだろうか。不安を強く感じました。

どうにでもなれという気持ちで、実名をオープンにしてクラウドファンディングを開始しました。すると、私が当初思っていた反応とはまったく違った反応があったのです。理解をしてくれる人がとても多かったことにびっくりしました。本当にありがたかった。何年も会っていない昔の友人や知人達、クラウドファンディングで私のことを知ってくれた人などたくさんの人が協力をしてくれました。うつになり退職して迷惑をかけた以前の職場の人も応援してくれました。私の活動に勇気をもらえると言ってくれた人もいましたし、自分も頑張らないといけないと思ったと言ってくれた人もいました。そういう反応にすごく驚きましたし、もう過去を隠す必要がないと思えて、すごく肩の荷が下りたように感じました。今まで感じていた孤独感が解消されたし、自分が今までやってきたことは間違ってなかったと感じることができました。

退職して組織を離れ、ひとりになってから、看護師のアルバイトをするようになりました。それで感じたのは、人と一緒に働ける安心感でした。ひとりになって孤独や不安を強く感じることもありました。ひとりになってみて、改めて組織に所属して働くことはすごく安心感を持つことができるということが分かり、少し勉強になりました。

私の経験がすべての人に当てはまるとは思いません。ですが、私はうつを解決するためにどうしたらいいかを試行錯誤しながら見つけることができました。その人にはその人に合ったうつの解決法があるはずです。それを一緒に探していくことが、私の役割なのかなと思っています。

○私の歩んできた道のりをどう子ども達に説明するか？

私の歩んできた道のりは、一般的な人とはだいぶ違うんじゃないかと思います。何度もうつに苦しみました。家族を巻き込みました。なぜうちのお父さんは家にいるんだろう。よその家のお父さんはみんな外で働いているのに。子ども達はそんな事を思っていたかもしれません。それを考えると死ぬ程つらい気持ちになりました。

忘れもしません。私がうつで休職している時に、子どもの運動会がありました。本当は妻と一緒に行って応援したかった。しかし、当時の私にはそれができませんでした。会場の近くまで行き、遠くから運動会の様子を眺めていたのを覚えています。本当につらく、情けなく、子どもと妻には申し訳ない気持ちでいっぱいです。

当時の私は必死でした。自分の人生などどうでもいい。どんな事をしても子ども達だけは守らなければ。ずっとそんな事を考えていました。子ども達が大きくなった時、私の今までの事をどう説明したらいいのかということを時々考えます。「うちのお父さんは情けない」とは絶対に思われたくない。「お父さんは自分達のことを大切に思いながら一生懸命生きてきたんだな」、と思ってもらいたい。

そのために、私はどう生きたらいいか？

まずは、これから私がする活動をしっかり形にすることだと思います。そして毎日を大切に生きること。家族のため、世の中のために頑張っている自分を認めること。カウンセラーとして少しでも成長できるよう学び続けること。そして、うつで悩む人が1人でも多く、幸せな人生を歩めるようなお手伝いをしっかりしていくこと。それらができた時、初めて自分の事を正直に話せるんじゃないかと思います。子ども達にはこんな風に話したいです。

「父さんは、人の役に立てるよう精一杯活動してきた。色々迷惑をかけたかもしれないけれど、君達を心の底から愛している」

病気があったとしても、私はよそのお父さんとなんら変わりはありません。うちの子がめちゃくちゃ可愛いと思っている、ただの親ばかなのです。

○最終章まとめ

1. 病気を克服するためには、仲間の話を聞き、自分の想いを吐き出すことがとても大切。
2. 治療のためとは言え、我慢ばかりするのは良くない。人生を楽しむことを忘れてはならない。
3. 双極症の人は、共感する能力が高く、人の気持ちを察することが得意であり、また社交性があるという特徴がある。それらの能力をうまく発揮しながら生きよう。
4. 病気や障害がある人も、自分の特徴を理解してそれを人に伝え、自分のできる事をやっていく。助け合いながら生きていける世の中を目指そう。
5. 病気とうまく付き合いながら、楽しく生活を送ることができたなら、それは病気を克服したと言える。
6. その人にはその人に合った病気の克服法がある。

おわりに

双極症になる原因ははっきりしたことは分かっていないと言われていますが、メンタル疾患になりやすい人の特徴を考えると、私はその典型的なタイプの人間でした。生き方をどこかで修正する必要があったのだと思います。できればメンタル疾患を発症する前にそれができたら良かったのですが、私の場合は、それを考えるきっかけになったのが双極症によるうつ症状でした。

病気になったことはとてもつらいことだったのですが、生き方を変える契機になりました。生き方を変えることができなければ、私は生き続けることができなかったと思うのです。病気で苦しみましたが、生き方を変えることができたのは病気のおかげだとも思っています。病気で私の人生がマイナスになったということではなく、人生のアップデートができたように感じています。そう考えることができるようになるまでには、とても長い時間がかかりました。

メンタル疾患の知識が普及して病気になる人が少なくなればいいと思います。しかし、病気になったからといって人生終わりではない。病気から学ぶ事はたくさんあると思います。病気であっても幸せに生きることはできるし、希望を持つことだってできます。人生をあきらめる必要などありません。私の経験が少しでも多くの人の生きる力になってもらえたら、本当に嬉しく思います。

私はクラウドファンディングで得た資金で、「広島うつ専門カウンセリング　こころの回復相談室」を立ち上げ、カウンセラーとして活動を始めました。うつ症状と言っても、人それぞれ背景や症状が違うため、難しさを感じながら活動をしていますが、とにかく誠実に相談者様と向き合っていきたいと思っています。私のような苦しい想いをする人が一人でも少なくなればいいと思う。少しでも困っている人のお役に立ちたい。カウンセラーとして、医療者として、そしてうつになった当事者として、うつ症状で苦しむ人のお力になりたいです。

カウンセリングの方法は、Ｚｏｏｍなどのオンラインや電話でのカウンセリングがメインになりますが、ご希望があれば全国どこへでも行き、対面でのカウンセリングもしていくつもりです。カウンセリングだけでなく、メンタルヘルスに関する講演や企業研修などもしたいと思っています。うつや双極症で悩む人やそのご家族を対象とした集いの開催も定期的にしていきます。

私はここに至るまでたくさんの人に支えて頂きました。家族や友人、ノーチラス会の仲間達、クラウドファンディングで活動を応援して下さったたくさんの人々。この本を出版するに当たっても、多くの人に協力して頂きました。「本当にこの先やっていけるのだろうか？」と時々不安になることも正直あったのですが、そんな時は励ましの言葉を頂くこともあり勇気づけられました。本当にありがたいと思っています。

この数年で人と交わることの大切さをものすごく感じました。人はひとりでは生きていけない。みんなと助け合うことで、幸せを感じながら生きることができる。私を支援して下さった人々に心から感謝の気持ちをお伝えしたいと思います。また、この本を手にとって下さった人のお力に少しでもなれたなら嬉しく思います。

著者プロフィール

安井 裕貴（やすい ひろたか）

広島うつ専門カウンセリング「こころの回復相談室」代表。

（資格）看護師、介護支援専門員、プロフェッショナル心理カウンセラー。

1981年島根県生まれ。広島県在住。
国立病院機構浜田医療センターをはじめとした各専門機関で急性期・慢性期・回復期・介護分野での看護に従事と、多彩な臨床経験を持つ。
NPO法人ノーチラス会広島支部を立ち上げ、運営を行っている。

うつを克服するなら絶対読んで欲しい本

2023年10月15日　初版第１刷発行
2023年11月20日　初版第２刷発行

著　者　安井 裕貴
発行者　瓜谷 綱延
発行所　株式会社文芸社
〒160-0022　東京都新宿区新宿1－10－1
電話　03-5369-3060（代表）
03-5369-2299（販売）

印　刷　株式会社文芸社
製本所　株式会社MOTOMURA

ISBN978-4-286-24453-2